Current
Principles and Clinical Practice of

Obstetrics & Gynecology

Current Principles and Clinical Practice of

Obstetrics & Gynecology

첫째판 1쇄 인쇄 | 2011년 9월 22일
첫째판 1쇄 발행 | 2011년 9월 30일

지 은 이 가톨릭대학교 의과대학 산부인과교실
편 집 인 김장흡
발 행 인 장주연
편집디자인 강미란
표지디자인 김경희
발 행 처 군자출판사
등 록 제 4-139호(1991. 6. 24)

본 사 (110-717) 서울특별시 종로구 인의동 112-1 동원회관 BD 6층
Tel. (02) 762-9194/5 Fax. (02) 764-0209
대구지점 Tel. (053) 428-2748 Fax. (053) 428-2749
광주지점 Tel. (062) 223-9492 Fax. (062) 223-9493
부산지점 Tel. (051) 893-8989 Fax. (051) 893-8986

ISBN 978-89-6278-407-7

정가 30,000원

임상진료지침

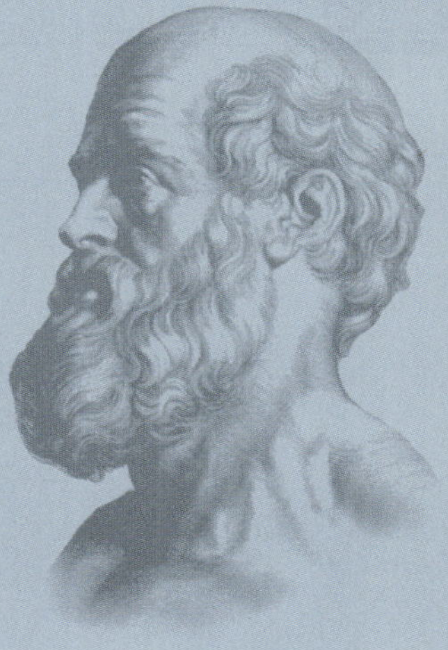

Current
Principles and Clinical Practice of

Obstetrics & Gynecology

가톨릭대학교 의과대학 산부인과학교실

군자출판사

집필진

편찬위원장 : 김장흡
이 영

저 자 : 위지선(모체태아의학)
조현희(생식내분비학)
이근호(부인종양학)

머리말

임상지침을 확립하고 제정하는 것은 의료진이 시행하는 진료에 대하여 되돌아보고 보다 안정적이고 효율적인 진료를 시행할 수 있도록 해줍니다. 기존에 시행하고 있던 진료의 적정성을 확인하는 기회를 제공하고 빠른 속도로 바뀌고 있는 의학 발전과 호흡을 같이 할 수 있는 지침이기도 합니다. 때로는 이러한 과정에서 많은 변화와 발전을 이룩하고 있는 의료에 대하여 고찰할 수 있는 시간을 제공받기도 합니다. 우리는 이러한 지침을 통하여 새로운 사실에 접하게 되며 더 많은 사실과 지식을 획득할 수 있는 기회를 제공받기도 합니다. 하지만 이러한 지침을 수립하는 과정은 많은 노력과 희생을 요구하게 됩니다. 때로는 기존의 지침을 비판하기도 해야 하며 최신 지견 반영을 위하여 많은 양의 연구들을 고찰하여야 하기 때문입니다.

그간 임상지침서 제작을 위하여 애써 주신 교수님들의 노력을 치하하며 고마운 뜻을 전합니다. 아울러 물심양면으로 후원하여 주시고 성원을 더하신 산부인과 교실원에게도 감사의 인사를 드립니다. 부디 이번 임상지침서를 통하여 많은 전공의들이 임상을 접하는데 있어 효율적이고 바른 치료를 시행할 수 있게 되길 기대합니다.

우리는 향후 산부인과 분야의 자긍심을 더할 수 있는 큰 이정표를 새로 세우고 있으며 교실원 모두의 적극적 노력으로 이러한 결실을 이루어 나가고 있음에 같이 기뻐합니다.

2011년 9월 15일
가톨릭대학교 산부인과교실
주임교수 김장흡

차 례

Current principles and clinical practice of Obstetrics & Gynecology

1 모체태아의학 _ 1

2 생식내분비학 _ 123

3 부인종양학 _ 233

4 부록 _ 285

Catholic
University of Korea

가톨릭대학교 임상진료지침

1. 모체태아의학

Obstetrics

Catholic University of Korea 임상진료지침

01 Obstetrics & Gynecology

산전 관리
외래 산과 환자의 관리

1. 임신 진단 후 첫 방문 시

1) 병력청취

가. 임신력 및 분만력

나. 월경력

다. 사회력(psychosocial screening)
  흡연력, 음부력 또는 illicit drug use, domestic violence

라. 내과적 병력 및 수술력

마. 증상

2) 신체 검진

가. 혈압, 체중, 신장 측정

나. 골반검사(whole pelvic exam)

다. 자궁경부암검사(PAP smear) : 절박 유산과 혼동의 가능성이 있는 경우 임신 12주 이후에 시행

라. chlamydia trachomatis, Neisseria gomorrhea, DRE

3) 실험실적 검사

가. CBC with diff count, platelet

나. blood type and Rh factor

다. antibody screen

라. urine analysis and culture

마. rubella serology

바. syphillis serology

사. gonococcal culture(high risk)

아. chlamydial culture

자. hepatitis B serology

차. HIV serology

4) 3개월까지 엽산(folic acid) 복용

2. 이후 산전 진찰 방문 시

1) 적절한 정기 산전 진찰 간격

(1) 정상임신의 경우

28주까지는 매 4주마다, 36주까지 매 2주마다 36주 이후 매주 방문하도록 함

(2) 합병된 임신의 경우

1~2주마다의 산전 진찰이 필요할 수 있음

가. 시기별 필요한 검사

① 매 방문시마다 maternal BP, weight, HOF, fetal heart rate check

② 11~14 주 이중표지자 검사, NTD screening

③ 15~18주 삼중 또는 사중표지자 검사

④ 16~20주 : 이중표지자 검사와 삼중 표지자 검사 결과에 따라 양수 검사 통한 염색체 검사 필요할 수 있음

⑤ 20주 정밀초음파를 통한 태아 구조 이상 확인
20주 이후 철분복용

⑥ 24~28주 임신성당뇨 선별검사

⑦ 28주 antibody screening and anti-D immunization(Rh-)
태동검사 시작

⑧ 28~32주 Hb/Hct, syphillis serology, chlamydia, gonococcal culture(high risk)

⑨ 35~37주 group B streotococcal culture

Catholic University of Korea 임상진료지침

02

Obstetrics & Gynecology

산전 초음파 검사

1. 임신 1삼분기 초음파

1) 목적

(1) 크기 측정 중심의 초음파 검사 : 임신 주수의 확정

(2) 태아 기형 및 염색체 이상의 선별검사

2) 확인해야할 사항

(1) Location of gestational sac

(2) Identification of embryo or fetus

(3) Fetal number

(4) Presence or absence of fetal cardiac activity

(5) CRL(Crown-rump length)

(6) Evaluation of uterus and adnexae structu

3) 확인해야 할 태아 구조

(1) CRL

(2) Brain

(3) Thorax and Heart

(4) Abdomen

(5) Kidneys and bladder

(6) Long bones

(7) 1st trimester ultrasound markers for trisomy 21

4) 일삼분기 임신에서 다운증후군 마커가 되는 초음파 양상

(1) Nuchal Translucency

(2) Nasal bone

(3) Tricuspid regurgitation

(4) Ductus venosus Doppler waveform

(5) Fronto-maxillary facial angle

2. 임신 2, 3삼분기 초음파

1) 목적

(1) 태아의 성장 평가

(2) 태아의 구조적 기형 및 염색체 이상의 선별검사

2) 확인해야할 사항

(1) Biometry

(2) fetal structure

가. Head & Neck

나. Face

다. Chest & Heart

라. Spine and Abdomen

마. Genitalia and Extrimities

3) 확인해야 할 태아 구조

가톨릭대학교 중앙의료원 산하 부속병원에서 사용되는 산전 초음파 검사

[부록 참조]

Page 286 Antenatal Ultrasound Checklist

Page 288 Level II Obstetrial Ultrasound Checklist

| 참고문헌 |

1. JY Kwon, YW Park. Ultrasound screening at 11~14 weeks of gestation. Kor J Ob Gy 2007;9:123-130.
2. IY Park, JC shin. Antenatal fetal biometry and interpretation. 2007;9:63-68.
3. SJ Kim. Level II ultrasound in obstetrics. 2004;6:5-10.
4. HM Choi. Sonographic evaluation in fetal heart-normal heart screening method- 2006;8:5-13.
5. YH Kim. Fetal echocardiography of congenital heart disease. 2006;7:99-116.
6. American College of Obstetricians and Gynecologists. ACOG Practice Bulletin No. 101: Ultrasonography in pregnancy. Obstet Gynecol. 2009;113:451-461.

Catholic University of Korea 임상진료지침

03

Obstetrics & Gynecology

산전 유전학 진단
Prenatal genetic diagnosis

1. 적응증

1) 일반적 위험 인자

(1) 고령산모 : 출산시 산모 나이 만 35세 이상

(2) 비정상 생화학마커(이중표지자 검사, 삼중 또는 사중표지자 검사 이상)

2) 특이적 위험 인자

(1) 구조적 이상이나 염색체 이상이 있는 태아를 임신한 과거력

(2) 사산 또는 신생아 사망을 경험한 경우

(3) 염색체에 구조적 이상 혹은 균형 전위가 있는 부부의 경우

(4) 구조적 이상이 있는 부부의 경우

(5) 유전질환의 가족력

(6) 내과적 질환이 있는 산모 : DM, PKU

(7) 기형유발 인자에 노출된 기왕력이 있는 경우

(8) 감염 : 풍진(rubella), 톡소플라즈모시스증(toxoplasmosis), 거대세포 바이러스(CMV)

(9) 심각한 멘델리안 또는 다인성 질환의 위험이 있는 경우

(10) 구개순, fibrosis 등 각 개별의 염색체 이상 가능성의 경우

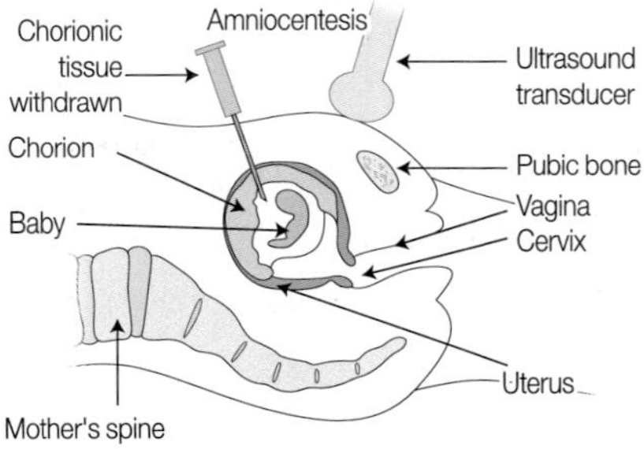

그림 3-1 양수천자(Amniocentesis)

2. 산전 유전 진단 방법

1) 양수천자(Amniocentesis)(그림 3-1)

(1) 시기 : 15~20주(최적기 : 16~18주)

(2) 준비물

Ultrasonography, povidine balls, 70% alcohol, sterile towel, Spinal needle(20- to 22-gauge), syringe(5, 20 ml), 15 ml sterile centrifuge tube(Felcon tube), long forceps

(3) 방법

가. 양수천자 시행 전에 초음파 검사로 태반 위치 태아 위치, 태아 상태 등을 파악하고 기록한다. 또한 시술 전 미리 시술 위치를 대략적으로 평가한다.

나. 포비돈과 알코올 솜을 이용하여 바늘이 들어 갈 복부 부위 소독을 시행한다.

다. 바늘이 들어갈 위치를 제외하고 소독포를 덮는다.

라. 초음파 관찰을 위지하며 20- 또는 22-gauge의 spinal needle을 이용하여 천자한다.

• 천자 부위

ㄱ) 자궁의 중앙, 자궁고의 바로아래부위(subfundal area) 가 가장 추천 됨

ㄴ) 태반부위는 가급적 피한다.

ㄷ) 태반이 앞쪽에 위치하는 경우는 태반이 가장 얇은 부위에 시행한다.

마. 양막강 안에 바늘 끝을 유지한 채로 바늘의 stylet을 제거하고 주사기를 끼운다.

* 양수천자 실패의 흔한 원인은 양막이 바늘에 밀려 자궁벽에서 떨어지는 것이다(membrane tenting)

- 초음파 상 자궁강 내에 바늘 끝이 확인되나 양수흡인이 되지 않는 경우 stylet을 다시 바늘 안에 넣고 장축을 따라 약간 회전 시키며 조금 더 밀어 넣는다.

바. 처음 1~2 cc 정도의 양수를 뽑아낸다.

사. 이어 20~30 cc의 양수를 뽑아내고 Felcon tube 2개에 각 10~15 cc씩 나누어 담는다.

아. 다태 임신의 경우 첫 번째 태아의 양수천자 후 1:10으로 희석한 인디고카민 염색약을 2~3 cc를 양막강 안에 주입한 뒤 바늘을 제거한 뒤 두 번째 태아에 양수 천자를 시도하여 염색약 유무를 확인하여 두 번째 태아의 양수가 맞는지 확인하는 방식으로 구분한다.

(4) 합병증

가. 산모 감염

나. D항원 감작(RhD 타입이 음성인 경우)

다. 태반 조기 박리

라. 조기진통

마. 유산(0.5%)

바. 산모 호흡 곤란

마. 조기 양막 파수

(5) 시행 목적

가. 태아 산전 유전자 검사(핵형분석)

나. 양수과소증이나 과다증시 치료

2) 융모막 검사(CVS)

(1) 시기 : 8~12주(최적 시기 : 10~12주)

(2) 준비물

Ultrasonography, povidine balls, sterile towels, polyethylene, cannula with soft stainless-steel, blunt obturator(TC-CVS), toothed tenaculum(TC-CVS), metal sound(TC-CVS), sponge forceps(TC-CVS), 10-gauge spinal needle(TA-CVS), syringe(20 ml), long forceps, 50 ml sterile centrifuge tube contained transport media with heparin(4 ml), 6 cm petri dish contained transport media with heparin(4 ml), sterile gloves, syringe holder(option in TA-CVS)

(3) 방법

가. 경질 융모막 검사(그림 3-2)

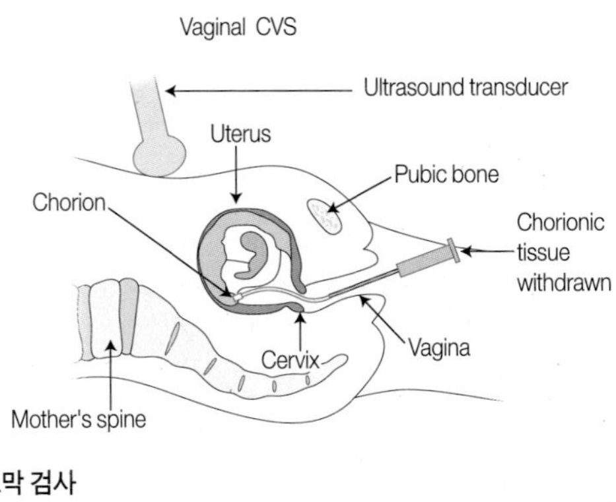

그림 3-2 경질 융모막 검사

ㄱ) Examine ultrasonography in lithotomy position(especially to establish placental location) and document the record

ㄴ) Clean the external genitalia, vagina and cervix with povidine

ㄷ) Placed sterile towels

ㄹ) Grasp the cervix with a tenaculum(or sponge forceps) to straightened the cervix canal(if anteflexed uterus, can obtain the same effect by filling the bladder)

ㅁ) Introduce a metal sound with a 3 mm-diameter round tip through the cervical canal

ㅂ) Curve the catheter suitably and insert it slowly through the cervical canal to enter into the placenta deeply

ㅅ) After removal of the obturator, a 20 ml syringe containing 4 ml transport media with heparin is attached to the catheter

ㅇ) Aspirate villi(5~25 mg) by exerting 10 ml negative pressure and slowly moving the extremity of the catheter inside the placenta

ㅈ) Withdraw the entire system under negative pressure

나. 경복부 융모막 검사(그림 3-3)

ㄱ) Examine ultrasonography in the supine position

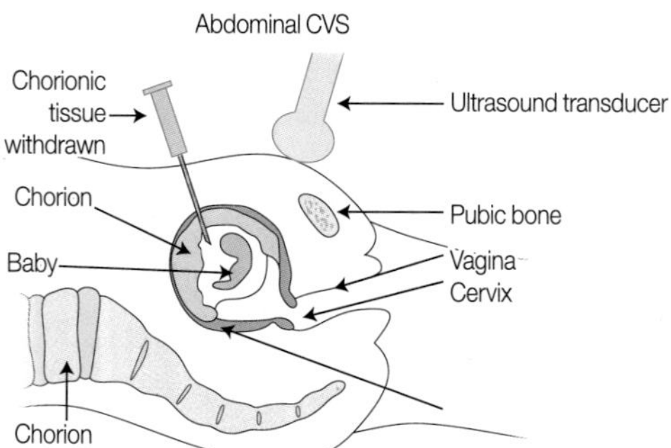

그림 3-3 경복부 융모막 검사

ㄴ) Clean the abdomen including needle insertion site with povidine and alcohol

ㄷ) Placed sterile towels around the needle insertion site

ㄹ) Insert a 20-gauge spinal needle gentlely!! Pathway of needle coincides with the longest placenta axis

ㅁ) Remove the stylet and attach a 20-ml syringe(the syringe is mounted onto a holder to make the aspiration easier)

ㅂ) Aspirate chorionic tissue by combining repeated suctions with slow and careful backward and forward movements of the needle into the placental axis

ㅅ) Withdraw the sampling system by keeping a fully depressed syringe

[Cf] TC-CVS is still more common. However, TA-CVS is gaining acceptance.

(4) 합병증

가. 질출혈

나. 혈종

다. D항원 감작(RhD 타입이 음성인 경우)

라. 조산

마. 조기양막파수

바. 유산(1%)

(5) 시행 목적

가. 핵형 분석

나. 태아감염 확인

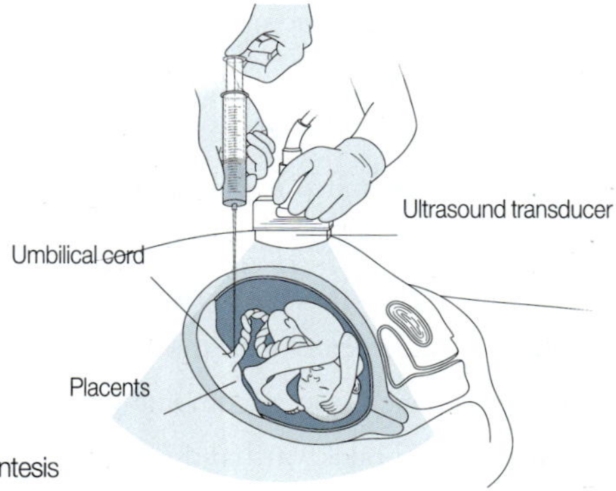

그림 3-4 Cordocentesis

3. 제대천자(Cordocentesis)(그림 3-4)

(1) 적응증

가. 진단적 적응증

ㄱ) 빠른 핵형 분석이 필요한 경우

ㄴ) 태아 감염

ㄷ) 유전적 이상 확인

ㄹ) 태아의 안녕 확인

ㅁ) 면역학적 이상 의심시

나. 치료적 적응증

ㄱ) 태아 수혈

ㄴ) 태아 약물 투여

(2) 시기 : 18주 이후

(3) 준비물

Ultrasonography, povidine balls, 70% alcohol, sterile towel, spinal needle(20- to 2-gauge), 2 ml syringe(×3) heparin, EDTA vaccum container, long forceps

(4) 과정

가. examine ultrasonography before cordocentesis and document the record

나. clean the abdomen including needle insertion site with povidine and alcohol

다. Place sterile towels around the needle insertion site

※ intravenous pancuronium(0.1 to 0.3 mg/kg)is helpful to decrease fetal movement and quite safe from the fetal point of view.

라. infiltrate local anesthetics into the skin

마. insert a 20- to 22-gauge spinal needle gently

※ Location

① siteofchoice : placentalcordroot(umbilicalvein〉〉umbilicalartery)

② if cord sampling is difficult, intrahepatic vein(IHV) has certain advantages

사. take 3-4 ml of cord blood

※ confirmation : MCV 〉 100 fl or red color in 0.1 N NaHCO3

※ heparinized blood : 1 ml(in only chromosome study)

EDTA blood : 1.5 ml(×2)(CBC & DNA)

(5) 합병증

가. 양막염

나. 태반부위 출혈, 혈종, 태반 조기 박리

다. D항원 감작(RhD 타입이 음성인 경우)

라. 조산/조기양막파수

마. 태아 서맥

바. 제대 출혈, 혈전

사. 유산 또는 사산(1%)

4. 침습적인 산전 유전 검사 후 처치

(1) 적어도 30분 이상 침상 안정을 취한다.

(2) 이후 초음파로 태아 상태 확인 후 기록한다.

(3) 일반적으로 일상생활이 가능하나 수일간은 힘든 활동은 삼가는 것이 좋음을 설명한다.

(4) 검사 당일은 목욕이나 샤워를 금한다.

(5) Rh 음성이며 비감작된 산모에게는 예방적으로 300 ug의 RhoGAM을 투여해야한다.

(6) 지속적으로 자궁이 뭉치거나 출혈 또는 양수가 흐르는 경우, 또는 열이 발생하는 경우는 즉시 병원에 방문할 것을 교육한다.

| 참고문헌 |

1. American College of Obstetricians and Gynecologist. ACOG Practice Bulletin No. 88, December 2007. Invasive prenatal testing for aneuploidy. 2007;110:1459-1467.

2. ACOG Committee on Practice Bulletins.Obstet Gynecol. ACOG Practice Bulletin No. 77: screening for fetal chromosomal abnormalities. 2007;109:217-227.

3. Saller DN Jr, Canick JA. Current methods of prenatal screening for Down syndrome and other fetal abnormalities.Clin Obstet Gynecol. 2008;51:24-36.

4. American College of Obstetricians and Gynecologists Committee on Genetics. ACOG Committee Opinion No. 469: Carrier screening for fragile X syndrome. Obstet Gynecol. 2010;116:1008-1010.

Catholic University of Korea 임상진료지침

04 Obstetrics & Gynecology

전자식 태아심박동 감시

1. Preliminary factors

1) Definition on visual interpretation and computerized interpretation

2) The definition of apply

Direct fetal electrode detecting the fetal electrocardiogram External doppler device detecting the fetal heart events with autocorrelation technique

3) Paper speed

Horizontal axis : 3 cm/min

Vertical axis : 30 beats/min per centimeter

4) The prime emphasis

on intrapartum pattern, Also applicable to antepartum observation

5) Category

baseline, periodic, or episodic

periodic pattern : associated uterine contraction

episodic pattern : not associated uterine contraction

6) Periodic pattern

distinguish on the basis of waveform, abrupt versus gradual onset Distinction : between short-term variability(beat to beat variability or R-R wave period difference) and long term variability

7) Biologic and clinical significance of the pattern

related to the quantitative variation from the normal range

8) No. of characteristic FHR patterns are gestational age dependent

9) Full description

(1) Baseline rate

(2) Baseline FHR variability

(3) Presence of accelerations

(4) Periodic or episodic decelerations

(5) Changes or trends of FHR patterns over time

2. 태아심박동양상의 분류 및 정의

1) 기저 태아심박동양상(Baseline FHR)

mean FHR rounded to increment of 5 beats/min during a 10 minute segment Excluding

(1) Periodic or episodic changes

(2) Periods of marked FHR variability

(3) Segment of the baseline that differ by 〉 25 beats/min

The minimum baseline duration must be at least 2 minutes

Bradycardia : 〈 110 beats/min

Tachycardia : 〉 160 beats/min

2) 기저태아심박동양상의 변이성(variability)

fluctuations in the baseline FHR of the two cycles per minutes or greater Peak to through in beats per minuites

(1) Amplitude range undetectable : absent FHR variability

(2) undetectable 〈 Amplitude ≤ 5 beats/min

(3) Amplitude range 6 to 25 beats/min : moderate FHR variability

(4) Amplitude range 〉 25 beats/min : marked FHR variability

3) Acceleration

visually apparent abrupt increase(peak 〈 30 seconds) in FHR baseline

(1) definition : ≥ 15 beats/min above the baseline, acceleration ≥ 15 seconds and 〈2 min from the onset to return to baseline

(2) Before 32 weeks of gestation, acceleration ≥ 10 beats/min & a duration of ≥ 10 seconds

(3) Prolonged acceleration ≥ 2 min and 〈 10min

(4) Acceleration of ≥ 10 minutes : baseline change

4) Late deceleration : visually apparent gradual decrease

Onset of deceleration to nadir ≥ 30 seconds

nadir of the deceleration occurring after the peak of contraction

5) Early deceleration of the FHR

Onset of deceleration to nadir : ≥ 30 seconds

Nadir of the deceleration occuring at the same time at the peak of the contraction

6) Variable deceleration : visually apparent abrupt decrease

Onset of deceleration to nadir : 〈 30 seconds

Decrease in FHR below baseline : ≥ 15 beats/min, lasting ≥ 15 seconds and 〈 2 min

Their onset of depth, and duration commonly vary successive uterine contractions.

7) Prolonged deceleration

Decrease from baseline ≥ 15 beats/min, lasting ≥ 2 min, but 〈 10 minutes

Prolonged deceleration of ≥ 10 minutes is a baseline changes

| 참고문헌 |

1. American College of Obstetricians and Gynecologists. ACOG Practice Bulletin No. 106: Intrapartum fetal heart rate monitoring: nomenclature, interpretation, and general management principles. Obstet Gynecol. 2009;114:192-202.

Catholic University of Korea 임상진료지침

05
Obstetrics & Gynecology

분만 유도

1. 적응증

1) Ruptured membrane with chorioamnionitis or severe preeclampsia
2) Membrane rupture without labor
3) Gestational hypertension
4) Nonreassuring fetal status
5) Postterm pregnancy
6) Various maternal medical conditions such as chronic hypertension and diabetes

2. 금기 또는 상대적 금기증

1) 태아 측 요소

(1) 심한 거대아
(2) 다태임신
(3) 심한 뇌수두증(Severe hydrocephalus)
(4) 태위의 이상
(5) 태아 심박동 이상(Nonreassuring fetal status)

2) 산모 측 요소

(1) 자궁 수술력(이전 수술시 자궁 절개 타입에 따라 다르다)

(2) Contracted or distorted pelvic anatomy

(3) 전치 태반

(4) Active herpes infection or cervical cancer

3. 위험성

1) 제왕절개 빈도

2) 융모양막염(Chorioamnionitis)

3) 자궁수축 부전

4. 분만 유도의 성공 가능성이 높은 경우

1) 경산부

2) Body mass index 〈 30

3) 숙화된 자궁경부(Favorable cervix)

4) Birth weight 〈 3,500 g

5. 자궁경부 숙화도(Cervical "Favorability")

1) 자궁경부 개대는 2 cm, 경부 소실도는 80 %, 경도는 부드럽고, 자궁경부 위치는 중간, 태아 선진부 -1 이상인 경우 자궁경부 숙화가 되었다 한다.

표 5-1 자궁 경부 숙화도 평가에 대한 비숍 점수

요인	0	1	2	3
자궁경부 개대(cm)	닫힘	1~2	3~4	5 이상
자궁경부소실(%)	0~30	40~50	60~70	80 이상
태아 선진부 위치	-3	-2	-1	+1, +2
자궁경부 경도	딱딱함	중간	부드러움	-
자궁경부 위치	뒷쪽	중간	앞쪽	-

2) 자궁 경부 숙화도 평가에 대한 비숍 점수(Bishop score for cervical ripening)(표 5-1)

3) 비숍 점수에 따른 분만 유도 성공 예측치
 (1) 0~4 : 50~55% 성공
 (2) 5~9 : 90% 성공
 (3) 10~13 : 거의 100% 성공

| 참고문헌 |

1. ACOG Committee on Practice Bulletins - Obstetrics. ACOG Practice Bulletin No. 107: Induction of labor. Obstet Gynecol. 2009;114:386-397.
2. Caughey AB, Sundaram V, Kaimal AJ, Cheng YW, Gienger A, Little SE, etal. Maternal and neonatal outcomes of elective induction of labor. Evid Rep Technol Assess(Full Rep). 2009;176:1-257.
3. Caughey AB, Sundaram V, Kaimal AJ, Gienger A, Cheng YW, McDonald KM, etal. Systematic review: elective induction of labor versus expectant management of pregnancy. Ann Intern Med. 2009;151:252-263.

Catholic University of Korea 임상진료지침

06

Obstetrics & Gynecology

난산

1. 만출력의 이상(표 6-1)

표 6-1 비정상 분만의 정의와 진단기준 및 치료 방법

유형(Labor pattern)	Diagnostic criteria		우선시 되는 치료	예외적인 경우 치료
	초산부	다산부		
prolongation disorder (연장된 잠복기)	〉20 hrs	〉14 hrs	휴식	옥시토신 또는 응급한 문제가 있는 경우 제왕절개
protraction disorder 1. 이완 지연(protracted active phase dilatation) 2. 하강 지연 (protracted descent)	〈1.2 cm/hr 〈1.0 cm/hr	〈1.5 cm/hr 〈2 cm/hr	기대 요법 & 보조적 요법	아두골반 불균형의 경우 제왕절개
정지장애(Arrest disorder) 1. 연장된 감속기 (prolonged deceleration phase) 2. 이완 정지(secondary arrest of dilatation) 3. 하강 정지 (arrest of descent) 4. 하강 실패 (failure of descent)	〉3 hr 〉2 hr 〉1 hr No descent in deceleration phase ot second stage of labor	〉1 hr 〉2 hr 〉1 hr	옥시토신, 아두골반 불균형의 경우는 제왕절개	지친 경우 휴식, 또는 제왕절개

2. 비정상 태위, 태향

1) 둔위

(1) 원인인자

Prematurity

Great parity

Multiple fetuses

Polyhydroamnios/Oligohydroamnios

hydrocephalus/Anencephalus

Previous breech delivery

Uterine anomalies

Pelvic tumors

(2) 분류(그림 6-1)

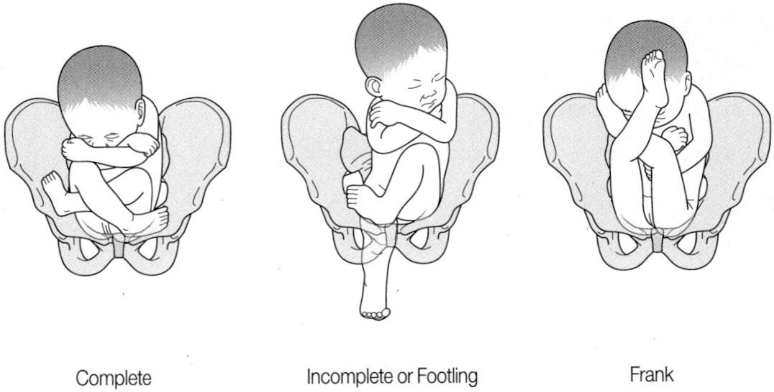

그림 6-1 둔위 분류

(3) 분만 방법

가. 제왕절개

나. 자연분만

※ Three general terminology

① Spontaneous breech delivery

② Partial breech extraction

③ Total breech extraction

2) 안면위

(1) 원인인자

Marked enlargement of the neck

Neck cord coiling

Anencephalic fetus

Pelvic contracture

pendulus abdomen(multiparous)

Large fetus

High parity

(2) 분만 방법

가. 제왕절개

나. 자연분만(그림 6-2)

※ 조건

① No pelvic contracture

② No fetal distress

③ Effective labor

④ Mentum anterior position

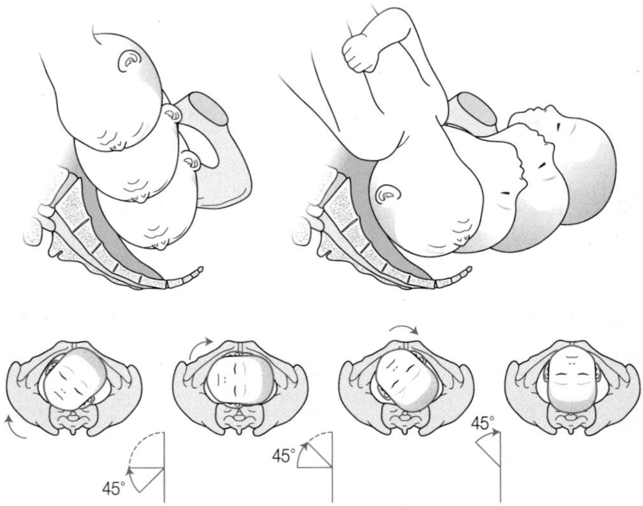

그림 6-2 Mechanism of labor for face presentation

3) 횡위

(1) 원인인자(unusual relaxation of the abdominal wall)

1) Great multiparity

2) Preterm fetus

3) Placenta previa

4) Abnormal uterus

5) Excessive amniotic fluid

6) Contracted pelvis

(2) 관리

Cesarean section with vertical uterine incision

4) Persistant occiput posterior positions

제왕절개 분만의 원인이 된다.

3. 견갑난산

1) 위험인자(표 6-2)

표 6-2 견갑난산의 위험인자

산모측 인자	태아측 인자
Obesity	Increased birthweight
Multiparity	
Diabetes	
Postterm pregnancy	
Prior shoulder dystocia	

2) 치료

※ Shoulder dystocia drill(ACOG, 1991)

(1) 우선 도움을 청한다!

(2) 여유있는 회음절개

(3) McRoberts maneuver(그림 6-3)

(4) 치골위 압박(Suprapubic pressure)

(5) Woods screw maneuver(그림 6-4)

(6) Posterior arm delivery(그림 6-5)

(7) 모든 다른 maneuver가 실패할 경우

① International fracture of the anterior clavicle or humerous

② Zavanelli maneuver - 골반 내로 선진부를 밀어 넣은 다음 제왕절개!

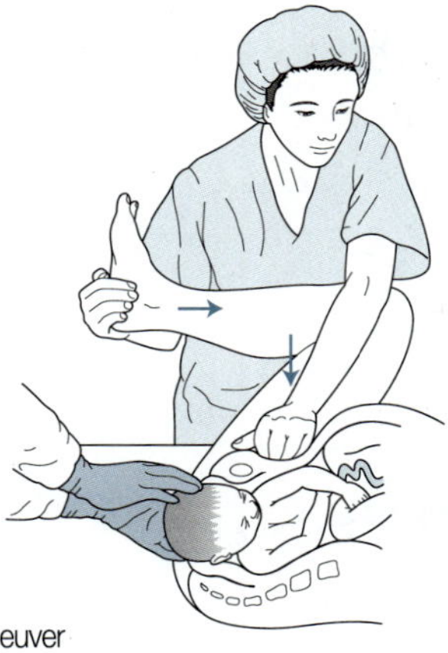

그림 6-3 McRoberts maneuver

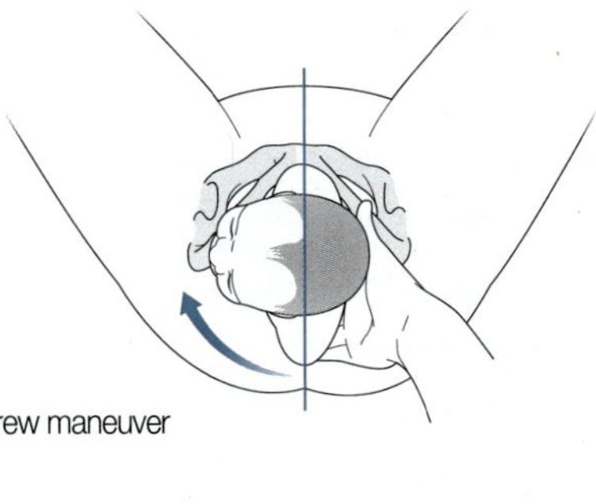

그림 6-4 Woods screw maneuver

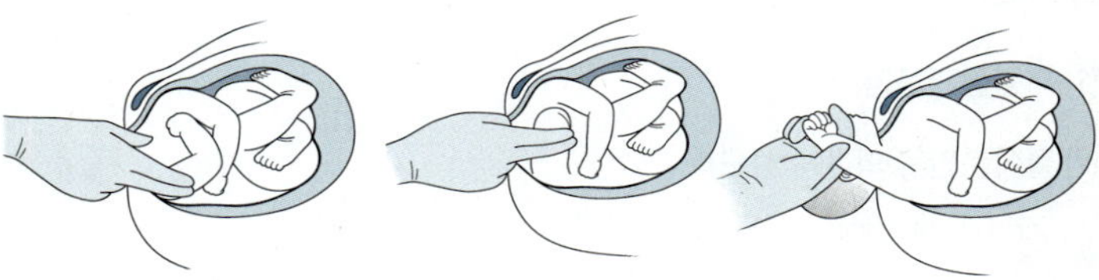

그림 6-5 Posterior arm delivery

3) 태아합병증

(1) 팔신경얼기의 손상, 빗장뼈 골절이 일반적, 윗팔뼈 골절 가능

(2) 견갑난산 출산의 4~40%

(3) 10% 이하에서 영구적 손상

4) 산모합병증

(1) 산후출혈 : 11%

(2) 4도 열상 : 3.8%

3. 골반협착에 의한 난산

1) 분류

(1) 골반입구협착(Contraction of the pelvic inlet)

(2) 중앙면협착(Contraction of the midpelvis)

(3) 골반출구협착(Contraction of the pelvic outlet)

(4) Generally contracted pelvis(combination of the above)

※ Sugestion of contraction

Prominent spines

Converged pelvic side walls

narrow sacrosciatic notch

Narrow intertuberous diameter

2) 치료

(1) 제왕절개분만

(2) 질식분만(주의깊게 시도)

가. conduction analgesia의 사용은 주의를 요한다.

나. course of labor : monitored closely

다. greater parity : increased uterine rupture

라. oxytocin administration : catastrophic

3) Ordership

가. 제왕절개 입원시

① Midnight NPO(NPO at least 8 hours)

② Check up vital sign, viginal discharge & fetal heart beat q 8 hours

③ Check external fetal monitoring during 30 minutes(if high risk pregnancy, continuous electronic monitoring at delivery room)

④ Lab

- CBC with differential count, platelet, BT, and CT(PT and PTT)
- Urinalysis with microscope
- ABO & RH
- VDRL, HBs Ag and HBs Ab, AntiHIV Ab
- Blood chemistry 〔Fasting blood sugar, BUN, Cr, Na, K, Cl, SGOT/PT, Alkaline phosphatase, Total protein(albumin), Total bilirubin(direct), Ca, Mg〕

→ prenatal care 하던 경우엔 3, 4 제외 가능

⑤ X-ray

- Chest PA(protect abdomen)
- Ambulation 불가능시 Chest AP

⑥ EKG

⑦ Prepare PRC 3 pints after cross matching

⑧ Get op.permission note

⑨ S-S enema 600 cc PR

⑩ Skin preparation on op. site

⑪ Insert Foley catheter at the day of op.

⑫ Med.

- 5% DW 1L(5DW10) IV with 18 G angioneedle
- HS 1L(HS1L) IV(Op Room 가기 전 Change)

| 참고문헌 |

1. Chauhan SP, Gherman R, Hendrix NW, Bingham JM, Hayes E. Shoulder dystocia: comparison of the ACOG practice bulletin with another national guideline. Am J Perinatol. 2010;27:129-136.
2. American College of Obstetrics and Gynecology Committee on Practice Bulletins-Obstetrics. ACOG Practice Bulletin Number 49, December 2003: Dystocia and augmentation of labor. Obstet Gynecol. 2003;102:1445-1454.
3. Sokol RJ, Blackwell SC; American College of Obstetricians and Gynecologists. Committee on Practice Bulletins-Gynecology. ACOG practice bulletin: Shoulder dystocia. Number 40, November 2002.(Replaces practice pattern number 7, October 1997). Int J Gynaecol Obstet. 2003;80:87-92.

Catholic University of Korea 임상진료지침

07 Obstetrics & Gynecology

임신성 오조
Hyperemesis Gravidarum

1. 입원 기준(Admission criteria)

1) 원인을 알수 없는 오심과 구토
2) An inability to reverse electrolyte imbalance or ketosis
3) 금식에도 불구하고 지속되는 구토
4) 5% 이상의 체중 감소

2. 감별진단

1) 갑상선 기능항진증
2) 위장관계 이상 : 염증성 질환이나 소화성 궤양, 드물게 암성 병변
3) 신우신염, 췌장염, 담낭염
4) 간염, 임신 중 지방간, 당뇨, 케톤산혈증
5) 신경정신학적 질환, 중추신경계 질환
6) 알코올중독, 약물 관련 증상
7) 포상기태 임신

3. 치료

1) 병력

(1) 구토 횟수나 정도

(2) 식사 패턴, 스트레스 환경, 탈수정도에 대한 정확한 확인이 필요하다.

특히 소변 횟수나 양 등에 대한 평가는(Oligouria history) 탈수에 대한 평가 척도가 된다.

2) 신체검사

(1) 탈수정도 평가 : skin turgor

(2) 점막의 건조 정도 평가

3) 일반적 치료

(1) 식사의 분복 : 조금씩 자주 먹기

(2) 구역 구토를 유발하는 음식이나 환경을 피한다.

4) 입원 처방 형식

(1) NPO or tolerable diet(recommend frequent small meals)

(2) Check vital sign qid

(3) Check I/O

(4) Check weghit(EOD)

(5) Check body weghit, hight, BMI

(6) Ultrasonography : OB sono(weekly)

(7) abdominal sono

(8) Lab

가. CBC with diff count, platelet

나. U/A with microscophic finding

다. B/C(FBS, BUN/Cr, NA, K, Cl, SGOT/SGPT, total protein/alb, amylase, Ca, LDH, TB/dT, zinc, cupper, keton)

라. EKG

(9) Med

가. 5DS 1L IV

나. Hartman Dextrose(5%DextrouseinlactatedRinger's ; HSDorHSG) 1L IV

다. first line therapy

- Vitamin B6(pyridoxine) - 25 mg tid PO or 30 mg bid IV with/ without doxylamin(Unisom)
- Vitamin B1(thiamine) - 100 mg mix 5DS

Firstline 실패시

라. Antiemetics(if indicated)

- Doxylamin(Unisom,classB) - 12.5 mgq 4~6 hrPO
- Meclizine(antivert,classB) - 12.5 mgbidPO
- Metoclopramide(Reglan, class B) PO → phenothiazine과 combine 금지

※ Phenothiazine

Promethazine(Phenergan, classB) - 50 mg PO q6h

- Prochloperazine(Compazine) PO
- Chlopromazine(Thorazine) PO or(20~25 mg q8 hr rectal)
- Ondansetron(Zofran, classB) - 8~32 mg PO or 8 mg tid IV

- methylprednisolon PO 16 mg tid × 3 days → 2주간 tapering
- Serotoninantagonist → limited

multiple antiemetic therapy 실패 시에는 parenteral caloric replacement 고려

마. Alternative therapies

- acupressure
- wrist band(relief band)
- ginger

바. Electrolyte imbalance

- mix with K-40, Na-40

사. PRN

- NP consult
- 신경학적 증상 동반 시 MRI 고려

| 참고문헌 |

1. Power ML, Milligan LA, Schulkin J. Managing nausea and vomiting of pregnancy: a survey of obstetrician-gynecologists. J Reprod Med. 2007;52:922-928.
2. American College of Obstetrics and Gynecology. ACOG practice bulletin. Thyroid disease in pregnancy. Number 37, August 2002. American College of Obstetrics and Gynecology. Int J Gynaecol Obstet. 2002 ;79:171-180.
3. Jueckstock JK, Kaestner R, Mylonas I. Managing hyperemesis gravidarum: a multimodal challenge. BMC Med. 2010;8:46.
4. Bottomley C, Bourne T. Management strategies for hyperemesis. Best Pract Res Clin Obstet Gynaecol. 2009;23:549-564.

Catholic University of Korea 임상진료지침

08

Obstetrics & Gynecology

유산

1. 유산의 정의

임신 20주 미만의 태아의 소실을 유산으로 정의한다.

2. 유산의 종류와 치료

1) 절박유산

(1) 정의

임신 전반기에 혈성 질 분비물 또는 질 출혈이 있는 경우

(2) 증상

가. 혈성 질 분비물 또는 질 출혈

나. 하복부 동통

(3) 치료

가. 자궁경부 개대의 가능성과 유산이 임박하였다는 가정 하에 관리.

나. Progesteron 사용 - 확실한 효과는 미약하나 가능(controversy)

다. 불량한 예후의 예측

ㄱ) TVS 상 Gest. sac이 보이지만 hCG 수치가 1,000 mIU 이하인 경우

ㄴ) hCG의 48시간 후 측정치가 65% 이상 증가하지 않을 경우

라. 1회 검사로는 (hCG 검사와 초음파 측정) 유산의 진단을 할 수 없으므

로 반복 검사를 시행한다(hCG : EOD로, USG : 1week 간격으로 반복).

(4) 처방 형식

(1) 정상 식이

(2) 생체 지수와 질출혈을 기본으로 확인한다.

(3) 절대 침상 안정

(4) 초음파 검사 매주

(5) 실험실적 검사

가. C.B.C with PLT → 입원시, 필요한 경우에 반복

나. U/A → 입원시, 필요한 경우에 반복

다. B/C → 입원시, 필요한 경우에 반복

라. B-hCG(EOD)

(6) Med.

가. 수액 1,000 ml I.V.(keep vein open)

나. Progesterone 100 mg or hCG 5,000 IU I.M. × 5 days : 필요시 가능

2) 불완전 유산

(1) 정의

유산된 수태산물 중 일부 잔류 태반조직이 남아 지속적인 출혈을 보이는 경우

(2) 증상

가. 많은 질출혈

나. 유산된 수태산물 중 일부가 자궁경부에 걸려 있는 것이 관찰됨

(3) 치료

1) 출혈이 심한 경우 자궁내 잔류물을 신속히 제거함

2) 열을 동반한 경우는 적절한 항생제 사용하면서 소파술 시행

→ 처방 형식은 계류 유산 참조

3) 계류유산

(1) 정의

자궁 내에서 사망한 태아가 몇 주 이상 잔류되어 있는 경우

(2) 증상

가. 임신 초기 정상 임신의 증세를 보이지만 태아 사망 후에는 threatened abortion과 같은 증상을 보임.

나. 대부분 뚜렷한 증상이 없을 수 있다.

다. 장기간 잔류하거나, 1st trimester 이후의 태아 사망인 경우 DIC 병발할 수 있음

(3) 치료

가. 소파술

나. 예방적 항생제

4) 소파술

(1) 소파술 전처치 처방 형식

가. 금식유지

나. 생체 지수 및 질출혈 정도 확인

다. 소파술에 대한 설명과 동의서 기록

라. 실험실적 검사

ㄱ) CBC with Platelet, PT and aPTT

ㄴ) U/A

ㄷ) B/C

ㄹ) DIC가 의심스러운 경우 : 다음과 같은 DIC 검사 시행(PT PTT, Fibrinogen, FDP, Antithrombin III, BT, CT)

마. X-ray Chest PA

바. EKG

사. 소파술 8~12시간 전에 laminaria를 넣거나 cytotec을 넣는다.

아. Med

ㄱ) 수액(H/S) 1,000 ml 정주

ㄴ) 항생제(정주 또는 근주)

ㄷ) 진정 및 마취제 준비

(2) 소파술 후 처방 형식

가. 수술 직후 바로 식사를 하지 않는다. 회복 후는 일반 정규 식이

나. 생체 지수 및 질출혈 확인 : q 15 min(×4), q 1 hr(×2), if stable q 8 hr

다. 일반 활동 격려(Encourage ambulation)

라. Med.

ㄱ) Remained fluid I.V.

ㄴ) Antibiotics injection(I.V. and I.M.)

ㄷ) Methergin 1ⓐ I.M. × 1 day

ㄹ) Rh D 음성의 산모의 경우는 72시간 내 RhoGAM 투여

가) 13주 이전의 유산의 경우 50 ug 투여

나) 13주 이후 유산의 경우 300 ug 투여

다) 72시간이 경과 한 경우 : 경과 시간이 2주 이내라면 가급적 빨리 RhoGAM을 투여하면 부분적이라도 감작을 예방할 수 있다.

ㅁ) Antibiotics

Anti-inflammatory

MTG(hsterotonics) × 2ⓣ#2 or 3ⓣ#3 p.o. × 3days

Digestive

3. 습관성 유산

1) 정의

3회 이상 연속해서 자연 유산하는 경우

2) 발생 빈도

전체 임신의 0.3%

3) 원인

(1) 유전적 요인 : 3.5~5%

부모의 균형전좌(balanced translocation)이 반복 유산을 유발하는 유전적 요인중 가장 흔한 원인

(2) 해부학적 요인 : 12~16%

자궁경부나 체부의 해부학적 이상

(3) 내분비학적 요인 : 17~20%

황체기 결함이나 당뇨, 갑상선 질환, 유즙분비호르몬의 과분비 등

(4) 감염성 질환 : 0.5~5%

마이코플라즈마, 유레아플라즈마 균주

(5) 면역학적 요인 : 20~50%

항인지질 항체, 비특이 항체

(6) 기타 : 10%

4) 진단

(1) 병력청취

가. 과거 유산력 : 자연유산의 과거력 유산 시 임신 주수 등
나. 내과적 질환 동반 여부 확인
다. 이전 유산 시 염색체 검사 시행 여부와 그 결과 확인
라. 과거 유산 시 임신 종결 방법
마. 부인과적 수술력 : 자궁경부 수술 등

(2) 자궁의 해부학적 이상 유무 확인

가. 질의 가로막 유무

나. 자궁경부의 기형이나 이상

다. 자궁체부의 모양 이상 여부

라. 자궁선근증, 자궁 근종 등 동반 여부와 그 상태

(3) 실험실적 검사

가. 부, 모 양측의 염색체 검사

나. 자궁내막의 유착 여부 검사 : 내막 및 난관 조영술 또는 자궁경에 의한 확인

다. 갑상선 기능 검사

라. 항인지질 항체 검사

- 루프스 항 응고 인자(정상 범위 0.8~1.2)
- 항 카디오리핀 항체(정상범위 〈 20)
- beta-glycoprotein-1(정상 범위 〈 5)

마. CBC with platelet count

사. 질내 혹은 자궁 경부 감염 여부 확인 : 마이코 플라즈마, 클라미디아 등

5) 치료

(1) 원인에 따라 다르다.

(2) 유전 상담, 항생제 치료, 내분비장애 교정, 유착 제거술 등

6) 예후

(1) 정상 만삭 임신의 성공 가능성 정도(표 8-1)

| 참고문헌 |

1. American College of Obstetricians and Gynecologists. ACOG practice bulletin. Management of recurrent pregnancy loss. Number 24, February 2001.(Replaces Technical Bulletin Number 212, September 1995). American College of Obstetricians and Gynecologists. Int J Gynaecol Obstet. 2002;78:179-190.

표 8-1 정상 만삭 임신의 성공 가능성 정도

자연 유산 횟수에 따른	만삭임신 가능성
자연유산 1회	76%
자연유산 2회	70%
자연유산 3회	65%
자연유산 4회	60%
유산 원인에 따른	**만삭임신 가능성**
유전적요인	20~80%
해부학적 요인	60~90%
내분비학적 요인	90% 이상
감염성 요인	70~90%
항 인지질 항체	70~90%
세포 면역 반응 이상	70~87%
원인 불명	40~90%
태아 심박동 확인 후	**만삭임신 가능성**
원인 모를 반복 유산 시	77~97%
항인지질 항체 증후군으로 인한 반복 유산 시	30~70%

2. American College of Obstetricians and Gynecologists. ACOG Committee Opinion No. 427: Misoprostol for postabortion care. Obstet Gynecol. 2009;113:465-468.

3. Stephenson MD. Management of recurrent early pregnancy loss. J Reprod Med. 2006;51:303-10.

4. Stephenson M, Kutteh W. Evaluation and management of recurrent early pregnancy loss. Clin Obstet Gynecol. 2007;50:132-145.

Catholic University of Korea 임상진료지침

09 Obstetrics & Gynecology

자궁경부무력증

1. 정의

임신 2삼분기 또는 3삼분기에 진통없는 자궁경부 개대되면서 질내로 양막 탈출이 있고 결국은 양막파수와 함께 미성숙한 태아를 출산하게 되는 질환

2. 진단

1) 통증 없이 자궁경부의 숙화와 개대가 점차 진행되고 자궁경부를 통해 양막이 보임

2) short labor with the delivery of immature fetus or loss of the pregnancy at progressively earlier gestational ages

3) 경질 초음파 : 자궁경부길이가 짧은 경우

(1) 자궁경부 길이 : 25 mm 미만(30 mm 미만)

(2) 자궁경부 내경(internal OS) : 19 mm 이상

(3) 자궁경부 모양 : 깔대기 모양

(4) 자궁 경부 얇아지는 과정 : TYUV의 과정의 모양이 존재

3. 치료

1) 일반적으로 자궁경부원형결찰술은 14주에서 20주 사이에 시행한다.
2) 수술 전 반드시 태아 생존 여부를 확인하고 기형여부를 확인한다.
3) 자궁경부나 질의 감염이 있는 경우 수술전 반드시 치료한다(culture of gonorrhea, chlamydia, group B streptococci cervical infection).
4) 수술 전후 일주일은 부부관계를 금한다.
5) 수술 후 발생 가능한 합병증에 대한 설명이 이루어져야 한다.
   (1) loss of pregnancy
   (2) rupture of membrane
   (3) cervical laceration, bleeding, cervical stenosis
   (4) infection
   (5) ruptured uterus
6) 자궁경부원형결찰술 시행
7) 봉합사 제거 시기
   (1) 시술중이나 또는 시술 후 48시간 내에 양막 파수된 경우 또는 진통 등으로 유산이 임박한 상황인 경우 바로 제거해야 한다(자궁파열이나 자궁경부 열상 위험).
   (2) 38주 이후 제거
   (3) Shirodka 수술 : 제왕절개 시행 시 제거

4. 응급 정도에 따른 자궁경부원형결찰술의 분류 별 합병증 발생 가능성(표 9-1)

5. 수술전 처방형식

1) 금식유지
2) 생체지수와 질분비물이나 출혈 확인

표 9-1 응급 정도에 따른 경부원형결찰술의 분류 별 합병증 발생 가능성

종류	합병증	퍼센트
예정	양막파수	0.8~18%
	융모양막염	1~6.2%
긴급	양막파수	3~65.2%
	융모양막염	30~35%
응급	양막파수	0~51%
	융모양막염	9~37%

3) 초음파 검사
4) 질분비물에 대한 배양검사(gram stain and culture)
5) 침상 안정
6) 봉합사 준비 : mersilene band(Ethicon, US) 5 mm 두께
7) 실험실적 검사 : 기본 혈액 검사 및 소변검사 등 시행하고 임신 주수에 따른 정기 산전 검사도 함께 시행한다(예 삼중 또는 사중 표지자 검사)
8) Med : 예방적으로 사용하는 항생제나 자궁수축억제제 등은 효과가 없다고 알려져 있어 일반적으로 약물적 치료가 필요하지 않으나 감염이 확인된 경우는 항생제 치료가 필요하다.

| 참고문헌 |

1. Blikman MJ, Le TM, Bruinse HW, van der Heijden GJ. Ultrasound-predicated versus history-predicated cerclage in women at risk of cervical insufficiency: a systematic review. Obstet Gynecol Surv. 2008;63:803-812.
2. KY Lee. Recent management of cervical incompetence. Kor J

Obstet Gynecol. 2005:48:1093-1105.

3. JY Hwang, SH Kim, JS Cho, DH Lee, SJ Park, SK Kim, etl. Clinical efficacy of urgent cerclage in cervical incompetence predicted by transvaginal ultrasonography in second trimester. Kor J Obstet Gynecol. 2004;47:1852-1859.

Catholic University of Korea 임상진료지침

10 Obstetrics & Gynecology

조기진통

1. 정의

37주 미만의 임신 주수의 진통(임신 20주 이상)

2. 중요성

주산기 이환률 및 사망률의 85%가 조산에 의한다.

3. 빈도

임신 전체의 12.5%

1) 70~80% : 자발적 조기진통

2) 20~30% : 내과적 및 산모 및 태아 요인에 의한 조산

4. 진단

1) 임상적 진단 기준

(1) 임산 37주 미만의 임신 주수

(2) 자궁수축

(3) 자궁경부 변화

가. 2 cm 이상의 자궁경부개대 또는 80% 이상의 소실이완(내진)

나. 초음파 검사 상 자궁경부 길이 2.5 cm 미만

(4) 상기의 기준이 동시에 부합하지 않는 경우에 절박조기진통으로 정의

5. 치료 및 관리

1) 외래관리

(1) 매주 자궁경부 내진 또는 초음파에 의한 자궁경부길이 측정

(2) 매주 자궁수축검사

(3) 침상 안정 교육

(4) 집에서의 자궁수축의 모니터링은 큰 효과 없음

(5) 초음파상 자궁경부길이 측정은 조기 발견에 도움이 되는 것으로 고려됨

(6) 고위험환자를 선별 평가하는 것이 중요

2) 입원관리

(1) Tolerable diet

(2) 산모 생체지수 및 태아심박동과 자궁수축 모니터링

(3) 초음파 : 태아예상체중 및 양수량 태반 위치와 태위 등 평가 매주

(4) 초기검사(조기양막파수 참조)

가. CBC with differential count

나. UA with microanalysis

다. vaginal/cervical swab

ㄱ) Gram stain & culture

ㄴ) Actim PARTUS(자궁수축검사 양성시에는 시행하지 않음)
Actim PROM(나이트라진 검사 결과를 신뢰할 수 없을 때)

ㄷ) fetal fibronectin
(ROM test : 국내 검사키트의 민감도 문제로 최근 시행하지 않음)

ㄹ) vagicocervical cytokines, preotease 검사(필요시 가능)

(5) 자궁수축 억제제 투여 계획 시 심전도, 흉부사진(protect abdomen) 및 전해질 등의 혈액검사 확인하고 이후 매주 시행

(6) 양수천자를 통한 태아폐성숙도평가 검사 매주

(7) 신생아과에 연락(보육기나 또는 인공호흡기 등 NICU 준비)

(8) Medications

가. 초기 수액(5% dextrous sodium fluid or normal saline fluid)

나. 예방적 항생제

다. 예방적 스테로이드

ㄱ) 태아폐성숙이 안되었거나 확인이 안 된 34주 미만의 조기진통의 경우 1회주기만 투여

- Dexamethasone : 5 mg IM per 12 hours 2 days, weekly
- Betamethasone : 12 mg IM per 24 hours 2 days, weekly

라. tocolysis(see tocolytics)(표 10-1)

표 10-1 tocolytics

종류	투여방법	금기사항	산모측 부작용	태아측 부작용
Beta-Adrenergic Receptor Agonist				
Ritodrine	초기농도 50~100 mg/min 10분마다 50 mg/min 증가 (자궁수축멈출 때까지) 최고농도 350 mg/min	당뇨, 갑상선질환	부정맥, 폐부종, 저혈압, 빈맥,	태아빈맥, 고인슐린혈증. 고혈당, tatlfwndrur 비대, 심근 허혈

표 10-1 tocolytics

종류	투여방법	금기사항	산모측 부작용	태아측 부작용
Terbutaline	0.25 mg 피하	부정맥	고혈당, 인슐린혈증. 저칼륨혈증,	신생아 빈맥, 저혈당, 저칼슘혈증, 고빌리루빈혈증, 저혈압, 심실내출혈
Magnesium Sulfate	초기부하용량 4 g 한번에 투여 유지용량 2 g/hr		두통, 근이완, 폐부종, 호흡부전, 심정지	기면, 근긴장저하, 호흡부전
Prostaglandin synthetase inhibitors			두통, 오심, 저혈압	-
Indomethacin	초기투여 : 경구 50 mg 이후 6시간 간격 48시간동안 25~50 mg	신장부전, 간부전	오심, 속쓰림	동맥관수축, 폐고혈압, 양수과소증 및 신기능저하, 심실내출혈, 고빌리루빈혈증, 괴사성 장염
Ketorolac	60 mg 근주 30 mgTlr 6시간 간격 2일 동안	소화성 궤양		
Sulindac	경구 200 mg 12시간간격 2일간	응고장애		
Calcium channel blocker		Magnesiumm sulfate와 병용투여 금지 중증근무력		
Nifedipine	부하용량 30 mg 유지용량10~20 mg 4~6시간 간격	10 mg 생산 중단으로 사용 안되고 있음	두통, 오심, 졸음, 저혈압	
	30 mg QD or BID	아직 정립된 방법 없음		
Atociban		PROM		

| 참고문헌 |

1. Society for Maternal Fetal Medicine Publications Committee. ACOG Committee Opinion number 419 October 2008(replaces no. 291, November 2003). Use of progesterone to reduce preterm birth. Obstet Gynecol. 2008;112:963-5.
2. American College of Obstetricians and Gynecologists. ACOG Practice Bulletin No. 97: Fetal lung maturity. Obstet Gynecol. 2008;112:717-726.
3. Committee on Obstetric Practice. ACOG committee opinion No. 404 April 2008. Late-preterm infants. Obstet Gynecol. 2008;111:1029-1032.

Catholic University of Korea 임상진료지침

11

Obstetrics & Gynecology

조기양막파수
PROM

1. 정의

- membrane rupture at any time before the onset of uterine contractions.
- may occur in preterm or term gestation.

2. 평가 및 진단

1) 병력(가장 중요)

2) 무균적 질경 검사

(1) 양수 고임을 눈으로 확인

(2) Nitrazine test

yellow - pH2~4(may not PROM)
green - pH5~7(suspicious PROM)
blue - pH7~8(strongly, PROM)
※ 혈액, 정액, 알카리성 항균제, 세균성 질염 등에 의해 위양성 가능
Nitrazine test 결과 green 혹은 위양성 의심시 Actim PROM 시행

(3) 자궁질분비물 배양 시행

3) 메틸렌 블루 검사

질 강 내에 dry gauze를 넣고 양수 천자를 통해 메틸렌 블루를 양막 내 주입한 뒤 거즈가 파랗게 염색되면 확진 가능하나 침습적 방법으로 기본으로 시행하지 않는다.

4) 초음파 검사

(1) 양수량 평가

(2) 태위가 두정위가 아닌 경우 제대 탈출 여부를 주의깊게 관찰해야 한다.

5) 융모양막염에 대한 평가

3. Management Option

1) Immature gestation : less than 22~24 weeks

(1) termination : may lower maternal morbidity

(2) expectant management

- amnioinfusion
- fetal lung maturation test
- complication
  - neonatal neurologic deficit
  - chorioamnionitis
  - oligohydroamnios triad : pulmonary hypoplasia, musculoskelletal contracture

2) Preterm gestation : 24~31 completed weeks

(1) expectant management

- Group B streptococcal 예방
- Corticosteroid(single course)
- Fetal lung maturation test(amniocentesis) weekly
- Tocolytics(controversy)

3) Preterm gestation : 32~33 complete weeks

(1) expectant management : fetal lung maturation 확인 안된 경우

- Group B streptococcal 예방
- Corticosteroid(single course)
- Fetal lung maturation test(amniocentesis) weekly
- Tocolytics(controversy)

4) Preterm gestation : 34~36 complete weeks

(1) Induction with lung maturation

- Group B streptococcal 예방

※ CBC, 활력징후 등의 감시로 융모양막염 발생 감시하며 융모양막염 발생시 주수에 무관하게 termination 결정

4. Ordership

1) tolerable diet(operative delivery case - at first NPO, 식간금식)

2) Check up V/S, fetal heart monitering

3) EKG, Chest PA(protect abdomen)

4) 멸균 질경 검사 : 주 2회(진단 부분 참조)

5) Laboratory exam : 매주

(1) CBC with differential count

(2) DIC profile

(3) Urine analysis with microscopic examination

(4) serum ESR, CRP

(5) vaginal/ cervical swab

- Gram stain & culture
- Fetal fibronectin
- vagicocervical cytokines, protease

6) Ultrasound : 매주

(1) expected fetal body weight, placentation, presentation, amount of amniotic fluid

7) Notify to Neonatology(prepare ventilator and/or incubator at NR)

8) Medication

(1) Hydration(5% DW or DS)

(2) prophylactic antibiotic

(3) prophylactic steroid

- Dexamethason 5 mg IM per 12 hours during 2days
- Betamethason 12 mg IM per 24 hours during 2days

(4) Tocolytics : optional use

9) Amniocentesis and/or Amnioinfusion

: fetal lung maturation 확인
amniotic fluid cytokine(IL-1, IL-6, INF)

| 참고문헌 |

1. ACOG Committee on Practice Bulletins-Obstetrics. ACOG Practice Bulletin No. 80: premature rupture of membranes. Clinical management guidelines for obstetrician-gynecologists. Obstet Gynecol. 2007;109:1007-1019.
2. ACOG Committee on Obstetric Practice. ACOG Committee Opinion No. 475: Antenatal corticosteroid therapy for fetal maturation. Obstet Gynecol. 2011;117:422-424.

Catholic University of Korea 임상진료지침

12

Obstetrics & Gynecology

임신성 당뇨

1. 진단

1) 50 g 당부하검사 시행 후 기준 수치를 넘는 산모만을 대상으로 진단적 당부하검사를 하는 방법이 일반적

2) 선별검사를 거치지 않고 바로 진단적 당부하검사를 하기도 함

2. 선별검사

1) 대상 및 시기

- 위험도에 따라 다르나 최근 저위험군에 해당하는 경우도 모두 선별검사를 시행하는 것이 추천됨
- 아시아인은 중등도 위험군에 해당되므로 24주~28주에 50 g 당부하 검사를 시행
- 고위험에 해당되는 경우는 첫방문시 선별검사 시행하며 음성시 24~28주에 반복 검사

2) 검사 방법

- 따로 공복이 필요하지 않으며 50 g 당 경구 투여 후 한 시간 뒤에 측정한 혈장 혈당의 측정치가 140 이상인 경우 진단검사의 대상이 됨

3) 위험도 분류(표 12-1)

표 12-1 위험도 분류

분류	선별검사 시기
고위험군(한가지라도 해당되는 경우)	
고령산모 임신성당뇨의 과거력 당뇨병 가족력 내당성장애의 과거력 거대아 출산력 이전 임신시 이유없는 사산력	가능한 빨리 검사 (첫방문시) 첫 검사에서 음성인 경우 24~28주에 재검
중등도 위험군	
	24~28주
저위험군(아래의 항목을 모두 충족하는 경우)	
저위험군 인종중 25세 미만의 산모로 임신 전 정상 BMI 및 정상적 체중증가, 당뇨의 가족력 없으며 비정상적 혈당치 병력이나 비정상적 산과력이 없는 경우	반드시 추천되지 않음

당뇨저위험군인종 : 히스패닉, 흑인, 미국원주민, 호주 원주민, 태양 섬주민 등 일부

2. 진단검사

1) 주로 100 g 경구당부하검사(미국 및 국내) 또는 75 g 경구당부하검사로 진단(주로 유럽에서 시행 최근 미국서도 증가 추세)

2) 100 g 경구당부하검사

(1) 검사방법

- 전일 밤부터 8시간 이상 금식 후 오전 중 검사
- 공복 시 혈장 혈당 및 100 g의 당 경구 투여 후 한시간, 두시간, 세시간의 혈장 혈당 검사 시행

표 12-1 임신성 당뇨에 대한 진단 검사

	Plasma/Serum Carpenter and Coustan		National Diabetes Plasma Data Group	
Status	mg/dL	mmol/L	mg/dL	mmol/L
Fasting	95	5.3	105	5.8
1hr	180	10.0	190	10.6
2hr	155	8.6	165	9.2
3hr	140	7.8	145	8.0

American Collige of Obstetricans and Gynecologists 2001

- 진단 기준 : Capenter-Coustan 또는 NDDG 기준으로 평가하여 두가지 항목 이상 기준치 이상인 경우 진단

※ 국내는 대부분 NDDG를 기준으로 하나 최신은 Capenter-Coustan 기준이 권고됨(표 12-1)

2) 75 g 경구당부하검사

(1) 검사방법

- 100 g 경구당부하검사와 동일(전일 밤부터 8시간 이상 금식 후 오전 중 검사)
- 공복 시 및 100 g의 당 경구 투여 후 한시간, 두시간의 혈장 혈당 검사 시행(표 12-2)
- 진단 기준 : Capenter-Coustan와 동일한 방법

4. 치료 및 관리

1) 혈당 관리

- 공복혈당 95 미만이나 식후 2시간 혈당 120 미만으로 유지되지 않는 경우는 인슐린치료 필요

표 12-2 **임신성 당뇨에 대한 진단 검사(최신 기준)**

Time	Oral Glucose Load			
	100 g Glucose mg/dLmmol/L		75 g Glucose mg/dLmmol/L	
	mg/dL	mmol/L	mg/dL	mmol/L
Fasting	95	5.3	95	5.3
1hr	180	10.0	180	10.0
2hr	155	8.6	155	8.6
3hr	140	7.8	-	-

From Metzger and colleagues(2007), with permission

(1) 식이요법

가. 정상체중여성

- 임신 중 체중을 기준으로 하루 키로그람 당 30칼로리

나. 과체중 여성 : BMI 〉 30 kg/m2

- 정상체중 여성에 비해 30% 정도를 더 제한

(2) 운동요법

- 방법 : 종류는 무관, 식후 30분에 30분 정도 약간 힘든 정도의 강도로 시행
- 인슐린의 기능을 향상 시킨다.
- 조기진통 등의 경우는 금기

(3) 혈당 측정

- 공복, 식후 한 시간 및 두 시간에 측정

(4) 인슐린 치료

가. 치료 시작 기준

- 식이 및 운동요법으로 조절되지 않을 때, 공복혈당이 105 이상 지속되는 경우

나. 투여 방법

- 초기 치료 : 하루 한번 총 20~30단위 아침 식전 투여
- 분배 : 총량의 2/3은 intermediate-acting 인슐린
  총량의 1/3은 속효성 인술린

다. 변형 방법 : 같은 방법으로 하루 두 번으로 나누어 투여

(5) 경구 혈당강하제

- 일반적으로는 추천되지 않는다.

가. Glyburide

ㄱ) 태아 및 신생아 안전성

- 태반통과 하지 않으며 FDA category B에 해당

ㄴ) 방법

- 아침 식사시 2.5 mg QD 경구 투여
- 혈당 monitoring하며 필요시 매주 2.5 mg씩 증량
- 총량이 10 mg 넘게 필요시 BID로 변경
- 총량 20 mg 넘게 필요시 인슐린으로 치료법 변경

ㄷ) 혈당 목표

- 공복 시 100 미만
- 식후 한시간 155 미만
- 식후 2시간 130 미만

ㄹ) 효과

- 대부분 7.5 mg 미만의 용량으로 잘 조절됨
- 인슐린에 비해 저혈당 발생이 더 적음

2) 산전 관리

(1) 인슐린치료 필요없는 경우

당조절이 잘되는 경우 산과적 합병증이 높아지지 않으므로 태아의 특별한 감시가 추가로 필요하지 않은 것으로 고려됨

(2) 인술린치료가 필요한 경우

현성당뇨에 준한 태아 관리가 필요함

(3) 현성당뇨산모의 관리

가. 임신 전 혈당 조절이 잘된 후 계획적 임신이 권고

나. 임신 전 및 임신 1삼분기 HbA1c

HbA1c 〉 8.5인 경우 태아 기형 발생 가능성 22%

다. 임신전 3개월 또는 1개월부터 임신 1삼분기 동안 엽산복용 1 mg (신경관계결손 기형 예방)

라. 엄격한 혈당관리가 가장 중요, 케톤증 확인

마. 20주~24주경 태아 정밀 초음파 및 태아 심초음파

바. 필요시 태아 폐성숙도 검사

5. 분만

1) 분만방법

(1) 자연분만이 원칙

(2) 거대아로 인한 태아나 산모 손상을 막기 위한 제왕절개분만이나 진통 전 분만 유도는 논란의 여지가 있다.

(3) 초음파상 예상태아체중이 4.5 kg을 넘는 경우는 제왕절개분만이 고려될 수 있다.

2) 분만 진통 중 관리

(1) 인슐린 투여 방법

- 진통 시 금식상태이므로 평소 투여하던 인슐린 투여 보류
- 생리식염수 투여 시작
- 매시간 혈당 측정
- 혈당이 70 mg/dL가 되면 5% 포도당용액을 100~150 cc/hr(2.5 mg/kg/

min)의 속도로 투여

- 혈당이 100 mg/dL를 넘으면 속효성 인슐린을 1.25단위/hr의 속도로 정주

(2) 혈당 수치에 따른 인슐린 투여 속도 조절 기준(표 12-3)

표 12-3 혈당 수치에 따른 인슐린 투여 속도 조절 기준

혈당수치	시간당 인슐린투여속도
70 미만	중지하고 5% 포도당용액 투여
70~90	0.5단위
91~110	1단위
111~130	2단위
131~150	3단위
151~170	4단위
171~200	5단위
200 이상	소변케톤검사

6. 임신중 당뇨성 케톤산혈증(표 12-4)

표 12-4 임신중 당뇨성 케톤산혈증

평가	치료
실험실적 검사	동맥혈가스, 혈당, 케톤, 전해질 2시간마다 검사
인슐린	저용량, 정맥 내 속효성 인슐린 투여 : 부하용량 킬로그램당 0.2~0.4 단위, 유지용량 시간당 2~10단위
수액	등장성 NaCl 용액 첫 12시간동안 4~6리터, 2~4시간 동안 시간당 0.5~1리터
혈당	혈장 혈당이 250 mg/dL 될 때 5% DS투여
칼륨	초기에 정상이나 감소 시 40~60 mEq/L 농도로 투여 초기에 상승시 감소 때까지 20~30 mEq/L 농도로 투여
중탄산	pH가 7.1 미만인 경우 0.45% 생리식염수 1 L에 44 mEq 섞어서 투여

|참고문헌|

1. Committee on Obstetric Practice. ACOG Committee Opinion No. 435: postpartum screening for abnormal glucose tolerance in women who had gestational diabetes mellitus. Obstet Gynecol. 2009;113:1419-21.
2. Maresh M.Screening for gestational diabetes mellitus. Semin Fetal Neonatal Med. 2005;10:317-23.

Catholic University of Korea 임상진료지침

13

Obstetrics & Gynecology

임신중 고혈압성 질환

1. 분류(표 13-1)

1) 임신성 고혈압(Gestational hypertension)

(1) BP ≥ 140/90 mmHg for first time during pregnancy

(2) NO proteinuria

(3) BP return to normal 〈 12 weeks postpartum

(4) Final diagnosis made only postpartum

(5) May have other signs of preeclampsia, for example, epigastric discomfort or thrombocytopenia

2) 자간전증(Preeclampsia)

(1) Minimum criteria

BP ≥ 140/90 mmHg after 20 weeks gestation

Proteinuria ≥ 300 mg/24 hours or ≥ 1+ dipstick

(2) Increased certainly of preeclampsia

BP ≥ 160/110 mmHg

Proteinuria ≥ 2.0 g/24 hours or ≥ 2+ dipstick

표 13-1 임심과 관련된 고혈압 질환의 분류

Diagnosis of Hypertensive Disorders Complicating Pregnancy
Gestational hypertension
BP 140/90 mm Hg for first time during pregnancy
No proteinuria
BP returns to normal 〈 12 weeks' postpartum
Final diagnosis made only postpartum
May have other signs or symptoms of preeclampsia, for example, epigastric discomfort or thrombocytopenia
Preeclampsia
Minimum criteria
BP 140/90 mm Hg after 20 weeks' gestation
Proteinuria 300 mg/24 hours or 1 + dipstick
Increased certainty of preeclampsia
BP 160/110 mg Hg
Proteinuria 2.0 g/24 hours or 2 + dipstick
Serum creatinine 〉 1.2 mg/dL unless known to be previously elevated
Platelets 〈 100,000/mm^3
Microangiopathic hemolysis(increased LDH)
Elevated ALT or AST
Persistent headache or other cerebral or visual disturbance
Persistent epigastric pain
Eclampsia
Seizures that cannot be attributed to other causes in a woman with preedampsia
Superimposed Preedampsia(on chronic hypertension)
New-onset proteinuria 300 mg/24 hours in hypertensive woman but no proteinuria before 20 weeks/ gestation
A sudden increase in proteinuria or blood pressure or platelet count 〈 100,000/mm^3 in women with hypertension and proteinuria before 20 weeks' gestation
Chronic Hypertension
BP 140/90 mm Hg before pregnancy or diagnosed before 20 weeks' gestation not attributable to gestational trophoblastic disease
or Hypertension first diagnosed after 20 weeks' gestation and persistent after 12 weeks' postpartum

Serum creatinine 〉 1.2 mg/dL unless known to be previously elevated

Platelets 〈 100,000/mm^3

Microangiopathic hemolysis(increased LDH)

Elevated AST or ALT

Persistent headache or other cerebral or visual disturbance

Persistent epigastric pain

3) 자간증(Eclampsia)

seizures that cannot be attributed to other causes in a woman with preeclampsia

4) 만성고혈압에 합병된 자간전증(Superimposed Preeclampsia on chronic hypertension)

(1) New-onset proteinuria ≥ 300 mg/24 hours in hypertensive women but no proteinuria before 20 weeks gestation

(2) A sudden increase in proteinuria or blood pressure or platelet count 〈 100,000 mm^3/ in women with hypertension and proteinuria before 20 weeks gestation

5) Chronic Hypertension

BP ≥ 140/90 mmHg before pregnancy or diagnosed before 20 weeks gestation or Hypertension first diagnosed after 20 weeks gestation & persistent 12 weeks postpartum

2. 증상 및 징후

1) 일반적 고려사항

(1) 주관적 자료

가. weight gain

나. headache

다. visual disturbances

라. epigastric or RUQ pain

(2) 객관적 자료

가. BP 〉 140/90 in previously normotensive patient after 20 weeks

나. retinal examination, chest exam, DTR

다. Lab : CBC, BC(BUN/Cr, Uric acid 〉7 mg : fetal risk, LDH, bilirubin, GOT/PT, electrolyte), UA, creatinine clearance, Urine output, HPL(〈4 mcg/ml : fetal danger), Estriol(F-P insufficiency) EFM, Amniocentesis(TDX)

2) HELLP syndrome

(1) 중증 임신성 고혈압의 변이형

(2) Hemolysis, Elevated Liver enzyme, Low Platelets

3. 진단 및 치료 개요(그림 13-1)

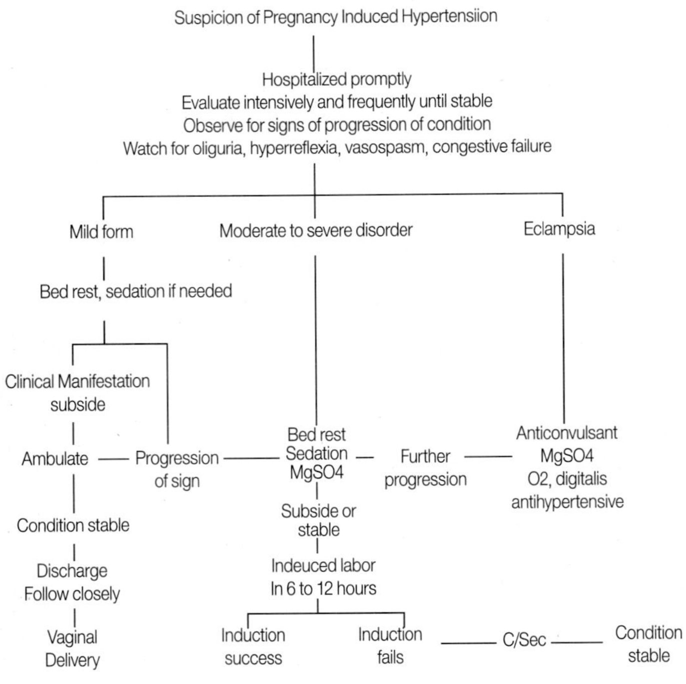

그림 13-1 진단 및 치료 개요

4. 치료

1) 일반적 원칙 : 자간증은 임신 종결시 까지 지속된다.

(1) 다른 합병증과 경련을 막는 것이 중요

(2) 생존아 출산

(3) 최소한의 침습적인 방법의 분만

(4) 합병증이 남는 것을 최소화

2) 경증 자간전증

(1) deliver if at term

(2) if premature then hospitalize

(3) BP check qid

(4) check NST s PIH Sx' s, weight gain, urine output, urine dipsticks : daily

(5) initial labs(Hct, uric acid, PLTs, SGOT, Fibrinogen, Cr)

(6) begin 24hr urine collection

(7) deliver if become severe

(8) begin MgSO4 seizure prophylaxis when in labor or at time of induction 4 g IV load then 2 g IV/Hr, watch level if decreased renal function(그림 13-2)

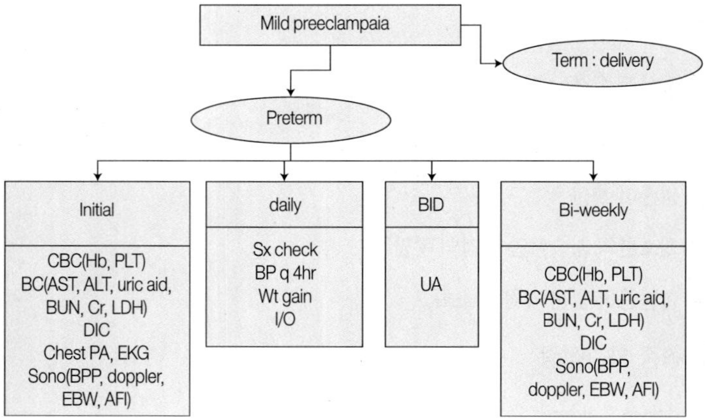

그림 13-2 경증 자간전증의 치료

3) 중증 자간전증

(1) delivery indicated for maternal health

(2) consider primary C/S if primigravida, unfavorable cervix and 〈32 weeks EGA

(3) fluid restrict 2,400 cc/24 hr

(4) watch urine output(oliguria 〈 30 cc/hr)

(5) close pulmonary exams

(6) monitor for fetal distress

(7) begin MgSO4 for seizure prophylaxis

(8) monitor labs closely(PLTs, Mg level, LFTs)

(9) Keep diastolic BP 90-105 with hydralazine or Labetolol

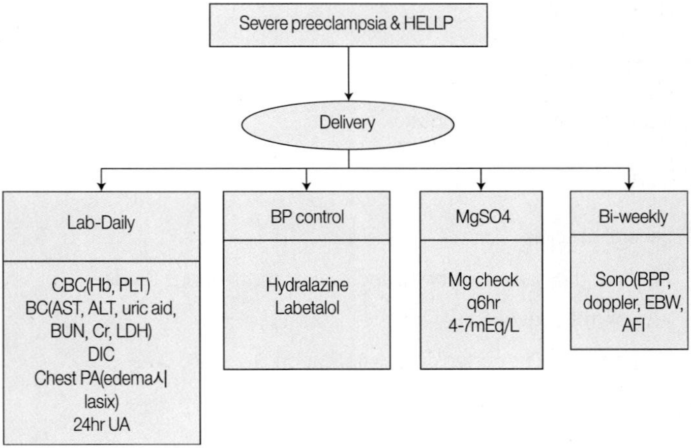

그림 13-3 중증 자간전증의 치료

(10) if pulmonary edema - treat aggressively with lasix

(11) some maternal death are 2nd to pulmonary edema

(12) anticonvulsant therapy

가. initial dose : MgSO4 4 gm + 100 ml of 5% DW for 10 to 30 min
loading dose : MgSO4 20 gm + 1,000 ml of 5% DW for 20 hr

나. initial dose : 10 gm MgSO4 IM
loading dose : 5 gm MgSO4(10 ml of a 50% solution) with 3 inch long needle add 1 ml of 1~2% lidocaine

(13) Antihypertensive therapy

가. diastolic pressure : 110 to 120

나. systolic pressure : 170 to 180

다. hydralazine : 5 mg IV after q 5 min check BP
5~10 mg IV for above BP criteria after 20 min(그림 13-3)

4) HELLP Syndrome

(1) delivery indicated

(2) treat as Severe Preeclampsia

5) Eclampsia

(1) general principle

가. clear the patient's airway and initiate intravenous fluids

나. control convulsion

다. preventive hypertensive complication

라. monitor the vital signs of patient closely

마. prepare delivery plans

(2) ABC

가. administer O2

나. oral airways if decreased consciousness

다. place lines

라. place foley catheter

마. consider Swan-Gans(CVP alone often inadequate) catheter

(3) 전자태아 감시 장치로 태아 상태 확인

(4) MgSO4 load 4~6 g IV then 2 g/hr reload for recurrent seizure(그림 13-1)

(5) consider valium 10 mg IV push if seizure again

(6) anticonvulsant therapy

가. initial dose : MgSO4 4 gm + 100 ml of 5%DW for 10 to 30 min
loading dose : MgSO4 20 gm + 1,000 ml of 5%DW for 20 hr

나. initial dose : 10 gm MgSO4 IM
loading dose : 5 gm MgSO4(10 ml of a 50% solution) with 3 inch

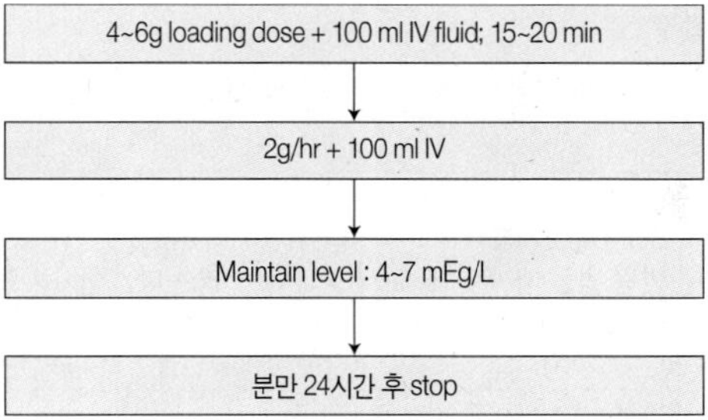

그림 13-1 Magnesium sulfate

long needle add 1 ml of 1~2% lidocaine

다. phenobarbital

diazepam(valium) 5~10 mg IV

(7) Antihypertensive therapy

가. diastolic pressure : 110 to 120

나. systolic pressure : 170 to 180

다. hydralazine : 5 mg IV after q 5 min check BP

5~10 mg IV for above BP criteria after 20min

※ 항고혈압제(표 13-1)

(8) 분만계획 : preparation for vaginal delivery

가. Cesarean section recommended when

- oxytocin induction fails
- there is any evidence of fetopelvic disproportion
- the fetus is in breech presentation or other abnormal lie
- there is any evidence of fetal distress
- the patients has had previous cesarean section

표 13-1 항고혈압제

종류	일반적 투여방법	최고용량	참고사항
속효성 단기 치료			
Hydralazine	5 mg IV로 시작 반응 있을 때까지 15~20분마다 5~10 mg씩 투여	치료 사이클 마다 총용량이 30 mg을 초과하지 않는다. 조절 되지 않으면 다른 약제로 변경	단기 치료시 일차약제
Labetalol	초회 10 mg IV 투여 반응 있을 때까지 10분 간격 혈압 평가하며 20 mg IV → 40 mg IV, → 다시 40 mg IV, 만족할 만한 결과 없으면 80 mg IV 추가	일회 조절시 마다 총 용량이 220 mg을 넘지 않는다.	천식, 울혈성 심부전
Nifedipine	10 mg 경구로 시작, 필요시 30분 간격 추가		설하 투여 추천되지 않음
장기 치료			
Labetalol	100 mg BID	2,400 mg/day	장기 치료시 일차 선택
Hydralazine	10 mg TID	100 mg/day	좌심실비대의 경우 사용
Nifedipine	10 mg BID	120 mg/day	당뇨의 경우
기타약제			
Verapamil	5~10 mg/hr		평균혈압 20%까지 감소
Atenolol	50 mg/day	100 mg/day	자궁내성장지연 가능
Propanol	40 mg BID	640 mg/day	갑상선질환의 경우 사용
Diltiazem	120~180 mg/day	540 mg/day	
diuretics : Thiazide	12.5 mg BID	50 mg/day	분만전에는 사용하지 않음. 폐부종등의 치료나 울혈성심부전의 경우 2차 치료약으로 추가는 가능
ACE inhibitor 또는 angiotesine receptor blocker			16~18주 이후는 사용하지 않는다

표 13-1 항고혈압제

종류	일반적 투여방법	최고용량	참고사항
nimodipine	경구 또는 지속적 정주		중증의 전자간증에 효과, 4시간 이상 사용시 태아 시안화물 독성 있음
nitroglycerin			일차치료 실패시 사용 가능하나 4시간 이상 사용시 태아 시안화물 독성

5. 출산 후 관리

1) consider MgSO4 for 24 hr or until diuresis begins

2) watch BP. pulmonary status closely, continue fluid retriction

3) follow labs as indicated

4) treat BP as needed, crystalloid fluid challenge with low urine output

5) early return to clinic if BP still elevated

※ MgSO4 투여와 독성 감시 방법(표 13-2)

표 13-2 MgSO4 투여시 독성 감시 방법

MgSO4 overdos	
Toxicity-1gm Ca gluconate IV push	
EKG changes	5~10 mEq/L
Loss of DTR	10 mEq/L
Repiratory suppression	15 mEq/L
Cardiovascular collapse	〉25 mEq/L

| 참고문헌 |

1. Fabry IG, Richart T, Chengz X, Van Bortel LM, Staessen JA. Diagnosis and treatment of hypertensive disorders during pregnancy. Acta Clin Belg. 2010;65:229-236.
2. Sibai BM. Hypertensive disorders of pregnancy: the United States perspective. Curr Opin Obstet Gynecol. 2008;20:102-106.

Catholic University of Korea 임상진료지침

14
Obstetrics & Gynecology

조기 태반박리

1. 정의

1) Premature separation of the normally implanted placenta

2. 발생빈도

1) About 1/200 deliveries(1/225~1/155 deliveries)

2) 임신 3분기 출혈의 30%

3) Dead fetus : Frequency ; 0.12%

3. 위험인자

1) Increased maternal age and parity

2) Preeclampsia

3) Chronic hypertension

4) PPROM

5) Smoking

6) multiple gestation

7) Thrombophilias

8) Prior abruption

9) uterine leiomyoma

4. 진단

1) 증상 및 징후

(1) vaginal bleeding

(2) Uterine tenderness or back pain

(3) Idiopathic preterm labor

(4) Dead fetus

(5) coagulopathy

(6) Hemodynamic instability aand shock

(7) Electronic fetal monitoring상 nonreassuring fetal heart rate pattern

(8) fetal distress

(9) High frequency contractions

(10) Hypertonus

2) 초음파 양상(민감도 25%, 특이도 96%)

(1) Retroplacental hemorrhage

가. 0~48 hours : hyperechoic echotexture

나. 3~7 days : isoechoic

다. 1~2 weeks : hypoechoic

라. after 2 weeks : anechoic

(2) Increased heterogenous placental thickness : 〉 5 cm

(3) Jello-like movement of the chorionic plate with fetal activity

5. 치료

1) 태아 관리(그림 14-1)

- 질식분만의 금기증이 있는 경우는 제왕절개 분만
- 보조적 방법 : 태아와 산모의 감시 유지하며 스테로이드

2) Coagulopathy

(1) correction : hypofibrinogenemia, elevated FDP, Thrombocytopenia

(2) - maintain the hematocrit 〉 25~30%

- maintain the urine output 〉 30 ml/hour

(3) blood and components for consumptive coagulopathy

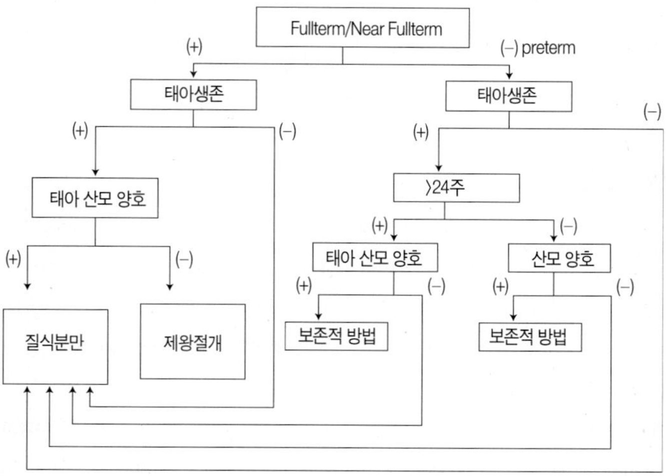

그림 14-1 조기 태반박리에서의 태아관리

3) Post op ordership

(1) absolute bed rest

(2) NPO

(3) check up vital sign and vaginal discharge q 15 min×4, q 30 min ×2, q 1hour, if stable q 4hours

(4) Check I/O q 6hour

(5) Keep foley catheter

(6) watch urine output(>30 cc/hour)

(7) Encourage deep breathing and coughing

(8) Apply both legs high-elastic stocking

6. 재발 위험도

1) 5~16%

2) 이전 태반 조기박리 2회에는 재발 위험도 25% 증가

| 참고문헌 |

1. Walker M, Whittle W, Keating S, Kingdom J. Sonographic diagnosis of chronic abruption. J Obstet Gynaecol Can. 2010;32:1056-1058.

2. Yang Q, Wen SW, Phillips K, Oppenheimer L, Black D, Walker MC. Comparison of maternal risk factors between placental abruption and placenta previa. Am J Perinatol. 2009;26:279-86.

3. HJ Jung, EH Jeong, K Lee, HR Jung, MH Kim, JK Ko, etal. Clinical study on obstetric variables affecting perinatal mortality in placental abruption.2008;51:10851~ 1093.

Catholic University of Korea 임상진료지침

15

Obstetrics & Gynecology

양수량의 이상

1. 양수량의 평가

1) Maximum vertical pocket(MVP)

(1) Amniotic fluid pockers completly empty of fetal parts and umbilical cord measured in the largest visible vertical dimension

(2) Advantage of simplicity(표 15-1)

(3) Chaberlain MVP scale

2) 양수지수(Amniotic fluid index)

(1) Sum of the MVP from each of 4 quadrants of the uterus(그림 15-1)

표 15-1 Chaberlain MVP scale

Amniotic fluid volume	Percent of patients	MVP(cm)
increases	3%	≥ 8
normal	94%	〉2 ~ 〈 8
marginal	2%	≥ 1 ~ ≤ 2
decreased	1%	〈 1

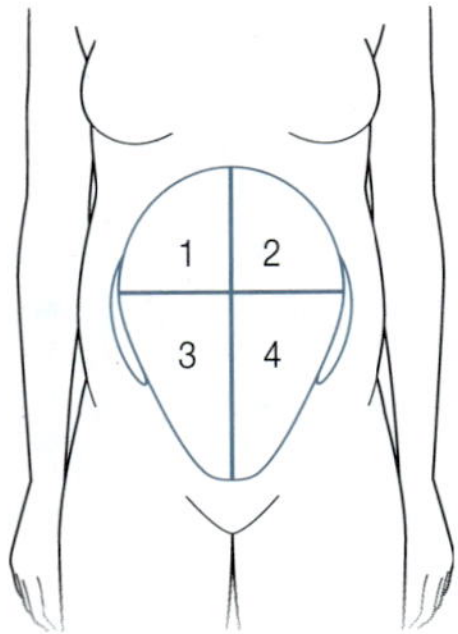

그림 15-1 Sum of the MVP from each of 4 quadrants of the uterus

(2) important technical details

가. supine position

나. orient the transducer in the maternal sagittal plane

다. visualize sonographic planes witch are perpendicular to the floor

라. measure fluid pockets which may contain brief appearances of the umbilical cord or a fetal extremities

마. AFI = sum of 4 vertical pocket measurement

바. 12~26 weeks : AFI rose 7 cm → 20 cm, then plateaued at approximately 16 cm

(3) Diagnostic categories of AFI by Phelan(표 15-2)

표 15-2 Diagnostic categories of AFI by Phelan

Amniotic fluid volume	Percent of patients	MVP(cm)
oligohydramnios	8%	≤ 5 cm
borderline	20%	5.1~8.0 cm
normal	66%	8.1~18.0 cm
polyhydramnios	6%	〉18 cm

2. 임상적 지침

1) 양수과다

(1) 감별진단

가. GI obstruction - esophageal atresia, TE fistula, duodenal atresia

나. inhibited swallowing - chromosomal disorders, neural defects myotonic dystrophies, chest masses

다. diabetes mellitus

라. transmembraine source - neural tube defect, ventral wall defect

마. excessive fetal urination - twin-twin transfusion

바. idiopathic

(2) 평가 및 치료(그림 15-2)

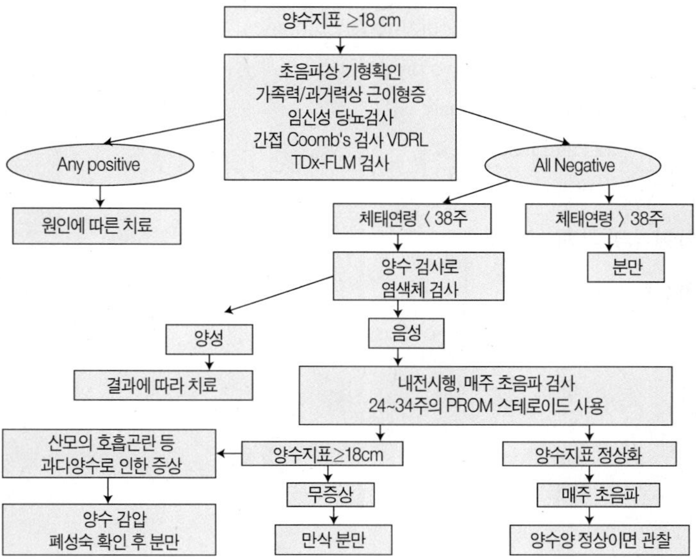

그림 15-2 양수과다의 평가 및 치료

(3) 선택적 치료

가. serial amniocentesis

site - near the midline, below the umbilicus

needle connected to IV extension tube with 3-way valve

나. indomethacin

potent inhibitor of PG synthesis

altering the flux of transmembranous fluid

다. sulindac

PG inhibitor

200 mg po

2) 양수과소

(1) 감별진단

가. excessive fluid loss -ruptured membranes

나. inadequate fetal urine production

- urinary tract anomaly
- placental insufficiency
- maternal dehydration

(2) 평가 및 치료(그림 15-3)

(3) 선택적 치료

amnioinfusion(see amnioinfusion chapter)

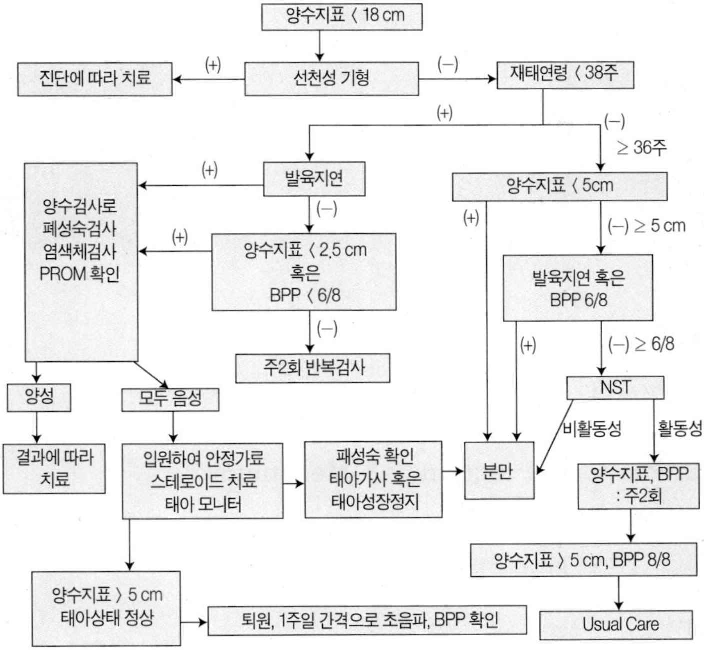

그림 15-3 양수과소의 평가 및 치료

| 참고문헌 |

1. Butt FT, Ahmed B. The role of antepartum transabdominal amnioinfusion in the management of oligohydramnios in pregnancy. J Matern Fetal Neonatal Med. 2011;24:453-45.
2. Hofmeyr GJ.Amnioinfusion for preterm rupture of membranes. Cochrane Database Syst Rev. 2000;(2):CD000942.

Catholic University of Korea 임상진료지침

16

Obstetrics & Gynecology

태변침착양수 Meconium stained Amnionic fluid(MSAF)

1. 발생빈도

- 12~20% of human labors are complicated by meconium

2. Postterm Pregnancy & Meconium

- Preterm fetuses seldom pass meconium.
- Meconium passage is uncommon to 38 weeks, and it increases after 40 weeks.
- After 42 weeks, meconium passage increases to 25 to 30 percent.

3. 위험인자

(1) Heavy meconium-stained amnionic fluid

(2) The discovery of meconium in the active phase of labor

(3) Nulliparity

(4) Postterm pregnancy

(5) Growth restriction

(6) Fetal heart rate abnormalities during labor

(7) Cesarean delivery

(8) Low APGAR scores

(9) The presence of meconium below the vocal cords

4. 태변흡인증후군(Meconium aspiration syndrome, MAS)

1) 정의

results from peripartum inhalation of meconium-stained amnionic fluid, leading to a chemical pneumonitis with inflammation of pulmonary tissues, mechanical obstruction of the airways, and hypoxia.

2) 발생빈도

develops in 2 to 9 percent of infants born through MSAF

3) MAS related mortality

5~40 percent

4) MAS classification

(1) Mild MAS

requiring 〈 40% oxygen for 〈 48 h

(2) Moderate MAS

requiring 〉 40% oxygen therapy for at least 48 h

(3) Severe MAS

if requiring assisted mechanical ventilation, that is, often associated with persistent pulmonary hypertension.

※ MAS is associated witha range of radiographic features including coarse,patchy infiltrates, consolidation, atelectasis, pleural effusions, air leaks, hyperinflation,a wet-lung picture and hypovascularity.

5. 관리

1) 분만 전 관리(Management of MSAF before delivery)(그림 16-1)

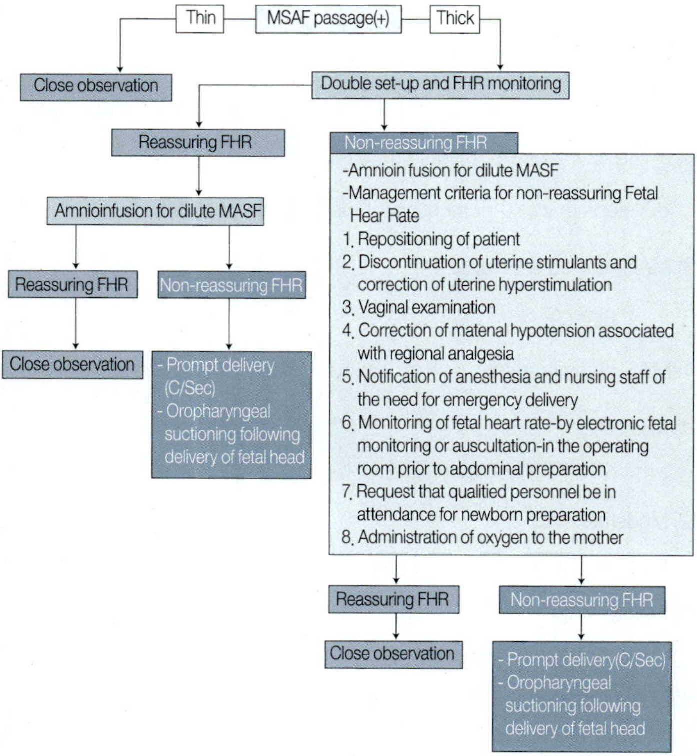

그림 16-1 Management of MSAF before delivery

2) Management criteria for non-reassuring Fetal Hear Rate

(1) Repositioning of patient

(2) Discontinuation of uterine stimulants and correction of uterine hyperstimulation

(3) Vaginal examination

(4) Correction of matenal hypotension associated with regional analgesia

(5) Notification of anesthesia and nursing staff of the need for emergency delivery

(6) Monitoring of fetal heart rate-by electronic fetal monitoring or auscultation-in the operating room prior to abdominal preparation

(7) Request that qualitied personnel be in attendance for newborn

(8) Administration of oxygen to the mother

※ Non-reassuring heart rate

recurrent late or variable decelerations with zero variability, substantial bradycardia with zero variability

※ The women who is with thick MSAF is remote from the delivery, strong consideration should be given to prompt cesarean section.

3) Management of infant with MSAF(그림 16-2)

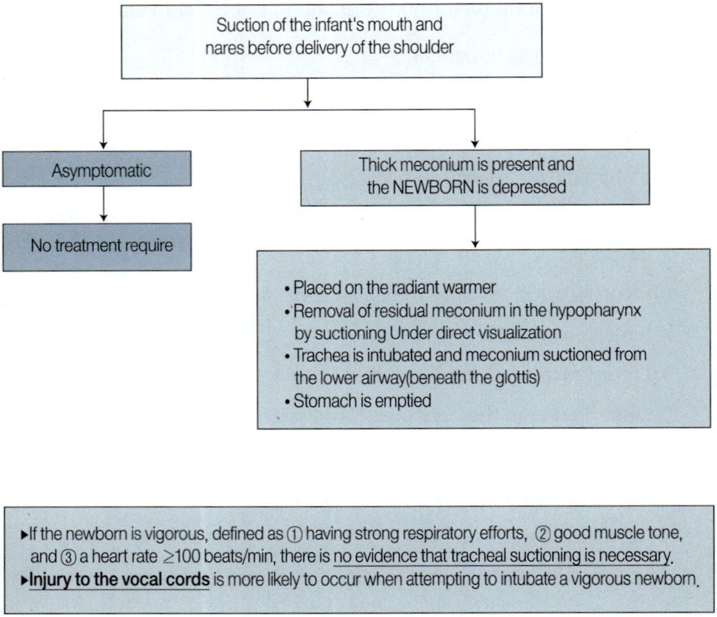

그림 16-2 Management of infant with MSAF

| 참고문헌 |

1. Committee on Obstetric Practice, American College of Obstetricians and Gynecologists. ACOG Committee Opinion No. 379: Management of delivery of a newborn with meconium-stained amniotic fluid. Obstet Gynecol. 2007;110:739.
2. ACOG Committee Obstetric Practice. ACOG Committee Opinion Number 346, October 2006: amnioninfusion does not prevent meconium aspiration syndrome.Obstet Gynecol. 2006;108:1053.

3. International Liaison Committee on Resuscitation. The International Liaison Committee on Resuscitation(ILCOR) consensus on science with treatment recommendations for pediatric and neonatal patients: pediatric basic and advanced life support. Pediatrics. 2006;117:e955-77.

Catholic University of Korea 임상진료지침

17 Obstetrics & Gynecology

양수주입술

1. 병력

1) 양수감소의 원인에 대한 evaluation

태아측/산모측/약물 복용여부/양수누출

2. Physical examnation

1) Vaginal and pelvic exam

- 양수누출 여부 - nitrazine/PROM test 또는 amnisure
- gram stain culture/mycoplasma ureaplasma

3. Ordership

1) NPO

2) Check vital sign

3) Get permission

4) NST

5) Ultrasonography : OB sono

6) BPP

7) Lab(op lab & 양수검사)

(1) CBC with diff count, platelet

(2) U/A with microscophic finding

(3) B/C(FBS, BUN/Cr, NA, K, Cl, SGOT/SGPT, total protein/alb, amylase, Ca, LDH, TB/dT)

(4) EKG

(5) chest PA

(6) 양수 검사

- body fluid culture/sensitivity
- body fluid analysis
- glucose/LDH/CRP
- lamella body
- mycoplasma/ureaplasma
- MMP-8/ IL-6
- 염색체 검사(prn)

(7) Procedure

가. HartmanDextrose(5% DextrouseinlactatedRingers' ; HSDorHSG) 1L IV

나. needle : 20 or 21G spinal needle/subclavian catheter

다. scalp electrode & intrauterine pressure(if transvaginal infusion시)

intrauterine pressure catheter에 iv tube 연결

라. artificial amniotic fluid : normal salin 500 cc + antibiotics(cefa) prewarmed at 36.5

마. sterile extension tube 연결

바. intrauterine pressure catheter or foley catheter(transvaginal infusion 시)

사. infusion rate

ㄱ) antepartum

- 20 gtt/min until AFI 〉 5 or MVP 〉 2
- max infusion volum at once : 300 cc
- continuous dripping with stopcock valve, if needed

ㄴ) near term : AFL

- dripping 25-30 gtt/min
- indigocarmine dye for checking leakage
- infused until AFI 〉 5 or AFI increase 3 cm or more than before

ㄷ) near term : complete PPROM

- initial bolus 250~600 cc in 1st 30-60 min
- followed by 200 cc/hr until desired clinical end point occurs

Catholic University of Korea 임상진료지침

18 Obstetrics & Gynecology

급성신우염

1. 진단

1) Physical findings

(1) Fever, Hypothermia(thermoregulatory instability)

(2) Shaking chills

(3) Aching pain lumbar regions

(4) Anorexia

(5) Nausea

(6) Vomiting

(7) CVA knocking tenderness

2) Urinalysis

(1) Bacteremia〉10^5 colonies/ml

가. Escherichia coli : most common

나. group B streptococcus

다. Klebsiella pneumoniae, Enterobacter, Proteus

(2) pyuria

(3) Leukocyte cast

2. 감별진단

1) 진통(labor)

2) chorioamnionitis

3) appendicitis

4) placental abruption

5) infarcted myoma

3. management of APN in pregnant women

1) Hospitalization

2) Antimicrobial therapy

(1) Choice of drug is empirical

1) ampicillin plus cefazolin gentamicin or ceftriaxone

※ Ampicillin resistance is found in 20~30% of E. coli

2) cephalosporin or extended spectrum penicillin

3) Sulfonamides ; can be taken during 1st & 2nd but, 3rd - risk that the infant will develop kernicterus

(2) change to oral antimicrobials when afebrile for 48 hrs

(3) guidelines for adding aminoglycoside therapy

가. persistently positive urine cultures

나. sepsis

다. poor clinical response after 72 hours of initial therapy

라. recurrent disease

마. resistant to penicillin or to cephalosporins, or both

바. Pseudomonas, Proteus, Klebsiella, Enterobacter, Serratia, and E.coli

not indicated in the uncolplicated initial episodes

synergistic effect with penicillins

cross the placenta

(4) prophylactic antibiotics

가. cefa P.O med

(5) The most common reason for initial treatment failure

가. resistance of the infecting organism to the antibiotic

나. possibility of a structural or anatomic abnormality

다. urolithiasis - one of 1,500 pregnancies

라. less commonly - congenital renal abnormalities, perinephric abscess

(6) 금기

fluoroquinolones, tetracyclines, quinolones, trimethoprim(1st T)
chloramphenicol(3rd T), sulfonamides(3rd T)

(7) Pyelonephritis, complicated urinary tract infections(recurrent or persistent)

- should be treated with 10~14 days of therapy

3) Ordership

(1) tolerable diet

(2) Check up vital sign, vaginal bleeding and FHB

(3) Check up I/O

(4) NST check(if necessarily)

(5) Cooling blanket(if high fever)

(6) EKG

(7) Lab

가. CBC with diff count, platelet

나. U/A with microscopic finding

다. B/C(BUN, creatinine, Na, K, FBS, total protein/albumin, SGOT/PT, TB/dB)

라. Fever study

ㄱ) ESR, CRP

ㄴ) urine culture

ㄷ) blood culture(× 2q 30 min.)

ㄹ) urine culture 1 to 2 weeks after antimicrobial therapy completed

(8) renal ultrasonography - structural or anatomic abnormality, urolithiasis

(9) one - shot pyelogram - if persistent infection after appropriate antibiotic therapy

(10) 초음파

(11) Med.

ㄱ) 5D/W 10 IV

ㄴ) 5D/S 10 IV

ㄷ) antibiotics Tx

| 참고문헌 |

1. Jolley JA, Wing DA. Pyelonephritis in pregnancy: an update on treatment options for optimal outcomes. Drugs. 2010;70:1643-1655.
2. Lumbiganon P, Laopaiboon M, Thinkhamrop J. Screening and treating asymptomatic bacteriuria in pregnancy. Curr Opin Obstet Gynecol. 2010;22:95-99.

Catholic University of Korea 임상진료지침

19 Obstetrics & Gynecology

자궁내 태아성장지연 Intrauterine Growth Retardation(IUGR)

1. 정상적 태아 성장의 양상

1) ~32주

exponential growth rate

매주 체중의 5~9% 정도 씩 증가

2) 32주~42주

정상속도의 완화

3) 43주 이후

태아 성장의 정지

2. 자궁내 태아성장지연의 관련 요소

1) 내부적 요인의 IUGR

(1) 가능한 내부적 요인

가. 염색체 이상(특히 trisomy 18, 13)

나. 자궁내 감염 : TORCH

다. 다인자성 선천성 이상

라. 태아 독성 : 약물이나 방사선 조영 등

마. 체질 : 부모 모두 작은 체형

(2) 내부적 요인의 IUGR의 특징

가. 대칭적으로 작은 태아

나. 영양이나 산소공급 등으로 태아 성장 속도 호전되지 않는 경향

다. 성장 비율이 낮은 곳에 유지 및 정체

2) 외부적 요인의 IUGR

(1) 가능한 외부적 요인

가. 모체로부터의 영양전달 문제

ㄱ) 산모의 극심한 영양 부족 또는 결핍

ㄴ) 혈관/신장 질환

ㄷ) 빈혈

ㄹ) 약물 영향

ㅁ) 고지대 거주 등 저산소증

나. 태반부전

ㄱ) 고혈압질환

ㄴ) 자가면역질환(SLE 등)

ㄷ) 태반 감염(매독 등)

ㄹ) 작은 태반, 유곽태반, 융모막 맥관종

ㅁ) 태반박리

다. 자궁문제

ㄱ) 뮬러리안 기형

ㄴ) 자궁근종이나 선근증

3. 자궁내성장지연의 진단

1) 진단

(1) 정확한 주수의 확인이 우선임

(2) 초음파에 의한 평가가 도움

가. 초음파적 parameter

ㄱ) 머리둘레와 복부둘레의(HC/AC) 비율

ㄴ) 허벅지다리뼈길이와 복부둘레(FL/AC) 비율

나. 태아 성장률 패턴 곡선

ㄱ) 태아 예상 체중 곡선의 선상 관찰

ㄴ) 양수량

다. 태아 안녕상태 평가 : BPP

라. doppler 검사 : 특히 umbilical artery, 이외 MCA, Uterine artery

(3) 임신 3삼분기의 경우 fetal heart monitoring 평가(BPP에 포함)

2) 성장결핍의 심각도 평가

(1) fetal compromise의 징후

가. 복부성장 정지

나. 양수양의 감소 또는 양수과소증 상태

다. 머리둘레와 허벅지다리뼈길이의 감소 추세

라. 태아활동성 감소 또는 불량한 BPP 점수

마. 제대동맥의 이완기혈류의 소실 또는 역류

4. 자궁내성장부전의 관리

1) 입원하여 집중관리 필요한 경우

(1) 태아 성장 정지

(2) 양수과소

(3) 태아심박동 모니터링이 지속적으로 reactive하지 않음

(4) 도플러 검사상 이상 소견

2) 심각한 자궁내성장 부전의 처치

(1) 만삭 또는 만삭 근처 - 분만

(2) 만삭이 아닌 경우

가. 양수검사를 통한 폐성숙도 확인 - 폐성숙이 확인되거나 폐성숙에 가까우면 분만

나. 폐성숙이 안된 경우 스테로이드 투여(10장 조기진통 참조)

다. 필요시 산소 투여

라. 스테로이드 효과 기다리는 동안 매일 BPP 시행

Catholic University of Korea 임상진료지침

20

Obstetrics & Gynecology

제대탈출

1. 발생빈도

0.14~0.62 %, not changed in years

2. 위험인자

1) Fetal malpresentation

2) Unengaged presenting part

3) Prematurity

4) Multiple gestation

5) Premature rupture of membranes

6) Abnormal placentation

7) Multiparity

8) Polyhydramnios

9) Long umbilical cord

10) Pelvic deformities

11) Uterine tumors or malformations

12) Congenital anomalies

3. Perinatal mortality related to umbilical cord prolapse

375 per 1,000 births in the early 1,900s, has fallen to between 36 and 162 per 1,000 births within the past few decades

4. 진단

1) 태아심박동감시장치에서 이전의 정상적 소견에 이어지는 심각하고 지속되는 태아 심박동 감소(severe, prolonged fetal bradycardia) 또는 중등도에서 심각한 정도의 변이성 심박동 감소 소견(moderate to severe variable decelerations)
2) 내진에서 탯줄이 만져지거나 시진에서 탈출된 탯줄이 보이는 경우
3) 감별진단
   산모의 저혈압, 태반 조기박리, 자궁파열, 전치 혈관 등 다른 원인에 기인한 태아 서맥. 무통분만(epidural anesthesia)의 경우에 혈관 확장으로 인한 산모 저혈압을 의심해 볼 수 있다

5. 치료

1) 응급 제왕절개 분만 준비
2) 제대 감압(Funic decompression)
   제대탈출 진단 후 응급 수술 시작까지 검사자의 손을 질 내에 유지하고 선진부를 들어올려 탈출된 탯줄이 눌리는 것을 완화시킨다.
3) 산모는 Trendelenburg 또는 knee-chest position을 유지하여 탯줄 압박을 완화한다.
   차가운 환경에서의 조작과 노출은 탯줄의 수축을 일으켜 perfusion을 더 나쁘게 한다.

4) Bladder filling

Trendelenburg position을 유지한 채 생리 식염수 500~700로 방광을 빠르게 채운다.

| 참고문헌 |

1. Bord I, Gemer O, Anteby EY, Shenhav S. The value of bladder filling in addition to manual elevation of presenting fetal part in cases of cord prolapse. Arch Gynecol Obstet. 2011;283:989-91.
2. Khan RS, Naru T, Nizami F. Umbilical cord prolapse--a review of diagnosis to delivery interval on perinatal and maternal outcome. J Pak Med Assoc. 2007 ;57:487-491.

Catholic University of Korea 임상진료지침

21

Obstetrics & Gynecology

산후 출혈

1. 정의

분만 후 24시간 동안 500 cc 이상의 출혈이 있는 경우

2. 병인론

1) 자궁무긴장증(Atony)

(1) 다산부

(2) 자궁 과잉팽창

(3) prolonged labor with oxcitocin augmentation

(4) 융모양막염

(5) 전신마취

(6) MgSO4therapy for sezure prophylaxis

2) 잔류태반(Retained placental tissue)

(1) usually delayed postpartum hemorrhage

(2) placental accreta

(3) preterm delivery

3) 생식기 열상(Genital tract laceration)

(1) precipitating labor and delivery

(2) improper episiotomy repair

(3) operative vaginal delivery

4) 자궁 내번증(Uterine inversion)

3. 치료(그림 21-1)

1) 자궁하분절 메우기 방법

(1) 바크리풍선기법

가. 자궁경부를 따라 풍선을 삽입하고 자궁 기저부까지 위로 밀어넣는다.
나. 생리 식염수로 풍선을 부풀린다.
다. 초음파를 통해 자궁기저부 위치를 확인한다.
라. 경험적 광범위 항생제를 사용하며 12~24시간 뒤에 제거한다.
마. internal iliac artery ligation이나 hysterectomy 또는 embolization 시행 시까지 실혈양을 줄이기 위해 상기와 같은 방법을 시행한다.

(2) 도뇨관기법

가. 바크리 튜브가 준비되어있지 않은 경우에 도뇨관으로 이용 가능하다.
나. 60 cc의 생리 식염수로 풍선을 부풀리며 더 많은 부피도 가능하나 바크리튜브에 비해 많은 부피 시도 시 풍선이 터질 위험이 있다.

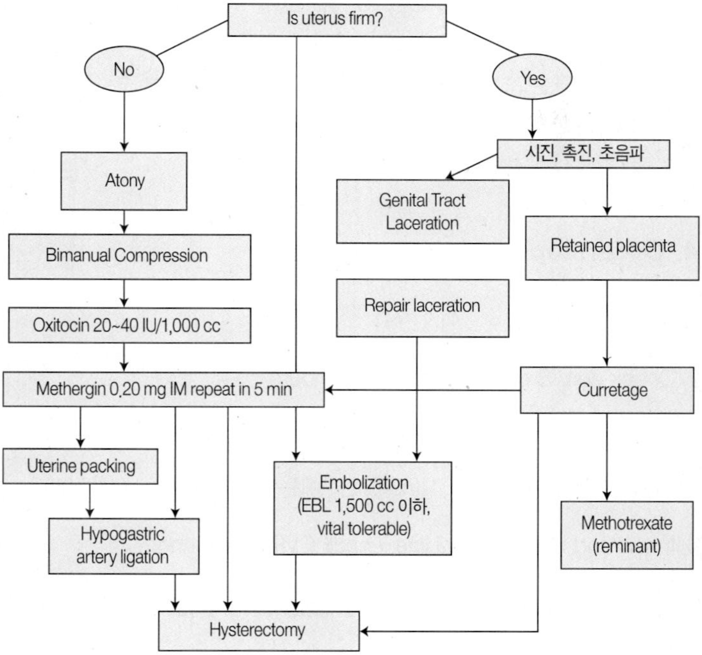

그림 21-1 산후 출혈의 치료

(3) 젖은 거즈 메우기 기법

가. 전치태반이나 유착태반으로 인한 제왕절개 중 출혈시 출혈보이는 부위의 봉합 후 생리식염수를 적신 거즈를 자궁절개한 부분을 통해 질을 통과하여 자궁하절부를 메우고 자궁절개부위를 닫는다(이때 봉합사에 거즈가 끼어들지 않도록 주의한다).

나. 질식분만의 경우 말이 거즈(roll gauze)를 이용하여 자궁기저부부터 비는 곳 없이 채워서 질부까지 위치하게 채우는 방법으로 시도 가능하나 최근은 도뇨관이나 바크리풍선을 이용한 방법이 주로 이용되며 많이 사용되고 있지 않다. 감염의 위험성이 높으므로 광범위 항생제를 반드시 사용한다.

4. Ordership

1) NPO, bed rest

2) Check up V/S q 1hour, if stable q 4hours

3) intra venous line 확보 후 수액/수혈

(가급적 양측 line, central line확보 후에는 one line remove 가능)

4) Insert and Keep Central line, check CVP monitoring

5) Insert and Keep Foley catheter, check hourly urine output

6) 출혈 원인 확인 : 원인에 따른 처치

7) Prepare blood transfusion

8) EKG, Chest PA, KUB

9) Laboratory exam(line 확보 시 동시 시행)

(1) CBC, Urine analysis → if need, serial f/u

(2) ABO with Rh(D)

(3) Blood chemistry(FBS, BUN/Cr TB(DB), electrolyte, total protein, SGOT/PT 등)

(4) DIC profile study(PT/aPTT, FDP, fibrinogen, antithrombin III)

(5) immunology

10) Medication

(1) Blood transfusion
pack RBCs 3개당 FFP 1 투여

(2) fluid suppement 중요

(3) hysterotonics injection following the degree of uterine contraction and bleeding

(4) Antibiotics

(5) lasix injection according to the urine output(표 21-1)

표 21-1 혈액성분참고

혈액성분종류	구성성분	단위당 용량	기대효과
전혈		500 cc : 헤마토크리트 ~40%	혈량 확보 및 피브리노겐 보충, 단위당 헤마토크리트 3~4 증가
팩 적혈구	적혈구 (피브리노겐과 혈소판 성분 없음)	300 cc : 헤마토크리트 55~80%	단위당 헤마토크리트 3~4 증가 (혈색소 1 g/dL 증가)
혈소판	혈소판, 백혈구, 혈장	50 cc(실온보관)	혈소판 7,500/mm^3 증가
신선동결혈장	피브리노겐, 항트롬빈 III, 응고인자, 혈청	250 cc(사용 전 30분 해동) 10 mg/dL	순환 혈량 및 피브리노겐 증가
동결침전물	피브리노겐, 인자 III, von Willebrand 인자, 인자 XIII	40 cc	피브리노겐 증가

Catholic University of Korea 임상진료지침

22

Obstetrics & Gynecology

산욕기 감염

1. 정의

a general term used to describe any bacterial infection of the genital tract after delivery

2. 산욕기열

1) 정의

a temperature of 38.0℃(100.4°F) or higher, which occurs on any 2 of the first 10 days postpartum, exclusive of the first 24 hours, and which is taken orally by a standard technique at least four times daily.

2) Fever

a temperature of 38.0℃(100.4°F) or higher - in the puerperium.

※ Most persistent fevers after childbirth are caused by genital tract infection.

3) Spiking fevers of 39℃ or higher that develop within the first 24 hours postpartum

May be associated with virulent pelvic infection caused by group A streptococcus.

3. 자궁감염(prefer the inclusive term metritis with pelvic cellulitis.)

1) 임상양상

(1) Fever is the most important criterion for the diagnosis of postpartum metritis.(Temperatures commonly are 38 to 39℃.)

(2) Chills that accompany fever suggest bacteremia.

(3) Women usually complain of abdominal pain, and parametrial tenderness is elicited on abdominal and bimanual examination.

2) 선행인자

(1) Vaginal Delivery

(2) Chorioamnionitis

(3) Manual removal of the placenta

(4) Cesarean Delivery

(5) Multifetal gestation

(6) Young maternal age

(7) Nulliparity

(8) Prolonged labor induction

(9) Obesity

(10) Meconium-stained amnionic fluid

3) 치료

(1) Improvement follows in 48 to 72 hours in nearly 90 percent of women treated with one of several regimens.

(2) Persistent fever(; should be considered when fever persists longer than 72 hours deserte intravenous antimicrobial therapy)?

→ a careful search for causes of refractory pelvic infection.

→ These include a parametrial phlegmon?an area of intense cellulitis ; an abdominal incisional or pelvic abscess or infected hematoma ; and septic pelvic thrombophlebitis.

(3) The woman may be discharged after she has been afebrile for at least 24 hours.

(4) Ordership

가. NPO or tolerable diet

나. Check vital sign qid

다. Check I/O

라. Gynecologic Pelvic Ultrasonography

마. Performed other image study, if needed.(Abdominal sonography, CT, MRI)

바. EKG

사. Chest PA, Abdomen(E/S)

아. Lab

ㄱ) CBC with diff. count.(Twise/week)

ㄴ) U/A with microscophic finding

ㄷ) B/C(FBS, BUN/Cr, NA, K, Cl, SGOT/SGPT, total protein/alb, amylase, Ca, LDH, TB/DB)

ㄹ) DIC profile(FDP, Fibrinogen, D-dimer, Antithrombin III)

ㅁ) ESR/CRP(정량)

ㅂ) PT/aPTT

ㅅ) Culture for bacteria infection

- Blood culture
- Urine culture
- Cervico-vaginal culture

자. Medication

ㄱ) 5% DS or DW 1L IV

ㄴ) Antibiotics treatment

- gold standard : Clindamycin 900 mg + gentamicin 1.5 mg/kg, q8h IV.
- Clinical substitution 1 or 2 + Metronidazole or Aminoglycosides

1. Extended-spectrum penicillins(Piperacillin, ampicillin/sulbactam)
2. Extended-spectrum cephalosporins(2nd generation) (Cefotetan, cefoxitin, cefotaxime)

4. 회음부감염

1) 선행인자

(1) M/C - Associated with infection(discussed above)

(2) Coagulation disorders

(3) Smoking

(4) Human papilloma virus infection

2) 증상

(1) Local pain

(2) Dysuria with or without urinary retention, are common symptoms.

(3) Purulent discharge

(4) Fever

(5) In extreme cases, the entire vulva may become edematous, ulcerated, and covered with exudate.

3) 치료

(1) Infected episiotomies are managed like other infected surgical wounds.

(2) Early repair of episiotomy dehiscence with an average duration
→ 6 days from dehiscence to episiotomy repair.

4) Ordership

(1) Tolerable diet

(2) Check vital sign tid

(3) Lab

가. CBC with diff. count. (Twise/week)

나. U/A with microscophic finding

다. B/C(FBS, BUN/Cr, NA, K, Cl, SGOT/SGPT, total protein/alb, amylase, Ca, LDH, TB/DB)

라. ESR/CRP(정량)

마. PT/aPTT

바. Culture for bacteria infection.

- wound culture

• Cervico-vaginal culture

PRN- performed Blood culture, Urine culture, If needed.

라. Medication

ㄱ) 5% DS or DW 1 L IV

ㄴ) Antibiotics treatment

• gold standard: Clindamycin 900 mg + gentamicin 1.5 mg/kg, q8h IV.

• Clinical substitution 1 or 2 + Metronidazole or Aminoglycosides

ㄱ. Extended-spectrum penicillins(Piperacillin, ampicillin/sulbactam)

ㄴ. Extended-spectrum cephalosporins(2nd generation) (Cefotetan, cefoxitin, cefotaxime)

마. Preoperative Protocol for Early Repair of Episiotomy Dehiscence

ㄱ) Open wound, remove sutures and infected wound debridement.(Drainage, if needed.)

ㄴ) Wound care

ㄱ. Sitzbathseveraltimesdailyorhydrotherapy

ㄴ. Adequate analgesia or anesthesia regional analgesia or general anesthesia may be necessary for the first few debridements

ㄷ. Scrubwoundtwicedailywithapovidone-iodine solution

ㄹ. Debride necrotic tissue

ㄷ) Bowel preparation for fourth-degree repairs

ㄹ) Closure when afebrile and with pink, healthy granulation tissue

ㅁ) Postoperative care includes local wound care, low-residue diet, stool softeners

Catholic University of Korea 임상진료지침

23 Obstetrics & Gynecology

급성유선염

1. 증상

1) Postpartum 1wks 이후

(1) Marked breast engorgement

(2) Fever & chill

(3) Pain

2. 치료

1) 경험적 항생제

2) 모유수유 유지

3) 농양 형성시는 입원 치료

3. Ordership

1) Tolerable diet(If suspect abscess, NPO)

2) Check up V/S q routinely

3) Lab

(1) C.B.C with PLT, BT and CT

(2) U/A

(3) B/C

(4) Before antimicrobial therapy, milk swab and culture

4) X-ray Chest PA

5) EKG

6) Med.

(1) Hydration(if adm.시)

(2) Antibiotics for 7~10days

(3) If 48~72시간 내 호전되지 않거나, mass 촉진시(Abscess) → sono-guided aspiration & IV antibiotics

(4) Analgesics

| 참고문헌 |

1. Mass S. Breast pain: engorgement, nipple pain and mastitis. Clin Obstet Gynecol. 2004;47:676-682.

2. Wöckel A, Abou-Dakn M, Beggel A, Arck P. Inflammatory breast diseases during lactation: health effects on the newborn-a literature review. Mediators Inflamm. 2008;2008:298760.

2. 생식내분비학

Gynecologic Endocrinology

Catholic University of Korea 임상진료지침

01 정상 생리와 부정기 자궁출혈

Obstetrics & Gynecology

1. 생리의 조절

1) 사춘기와 생리의 시작

(1) 사춘기의 호르몬의 변화의 특징

시상하부-뇌하수체-난소 축의 활성화가 가장 특징적

가. 사춘기 전

사춘기 전 기간 동안에는 시상하부-뇌하수체-난소 축의 기능이 억제되어 있음

- 원인

- 에스트로겐의 음성 되먹이기 기전에 대한 생식선의 과민 반응
- 중추에 존재하는 내인성 억제제

나. 사춘기

가) 부신사춘기 : 부신의 내층인 망상대로부터 디하이드로에피안드로스테론 황산염의 분비가 증가

나) 성사춘기 : 난소나 고환에서 성호르몬 분비가 활성화

(2) 성사춘기의 호르몬 변화

FSH와 LH는 10세 이전에 서서히 증가하기 시작하며, 그 후에 에스트로겐이 증가

LH의 분비 증가는 처음에는 수면 중에만 일어나지만 점차 낮 시간에서도 나타나게 되어 성인이 되면 LH 분비의 파동은 대략 1.5~2시간의 간격을 두고 일어난다. 생식샘자극호르몬의 분비가 증가함에 따라 난소의 에스트로겐 분비도 증가하게 되는데 사춘기 중기까지는 에스트로겐인 뇌하수체에서 생식샘자극호르몬, 특히 LH의 분비를 증가시키는 양성 되먹이기 기전을 일으킬 정도로 증가하게 된다.

사춘기 중반에 이르러 난소의 에스트로겐 분비가 어느 정도 충분해지면 자궁내막의 증식이 일어나 초경이 발생하게 된다. 초경과 그 이후의 월경은 처음에는 무배란성이다가 에스트라디올의 양성 되먹이기 기전이 형성되면 LH의 급격한 증가가 발생하여 사춘기 후반에는 배란이 일어나게 된다.

2. 비정상 생리의 진단

1) 정상 생리와 비 정상적인 생리

(1) 정상 생리의 특징

정상 생리는 청소년기 이후 21~35일의 주기를 유지하며, 7일 이내에 멈춘다. 폐경기에 가까이 가면, 생리주기가 좀더 불규칙해 지면서 배란주기는 적어진다. 대부분의 생리는 평균 4.7일 정도에 멈추며, 평균 생리양은 35 ml 가량 된다(표 1-1).

표 1-1 정상 생리의 특징

	정상 범위	비정상 범위
기 간	4일-6일 (평균 4.7일)	2일 이내, 7일 이상인 경우
양	30 ml : 양이 많은 날 하루 패드 3-5개 정도 흠뻑 적실 정도면 정상	80 ml 이상이면 빈혈유발
주 기	24-35일	35일 이상, 24일 이하

(2) 비정상 생리의 종류(표 1-2)

표 1-2 비정상 생리의 종류

용어	생리간격	생리기간	생리양
Menorrhagia	Regular	Prolonged	Excessive
Metrorrhagia	Irregular	± Prolonged	Normal
Menometrorrhagia	Irregular	Prolonged	Excessive
Hypermenorrhea	Regular	Normal	Excessive
Hypomenorrhea	Regular	Normal or less	Less
Oliogomenorrhea	Infrequent or irregular	Variable	Scanty
Amenorrhea	Absent	No menses for 90d	Absent

3. 비정상 생리 환자의 검사

1) 비정상 생리 환자의 검사 적응증

(1) 임상적인 소견 만으로 치료가 가능한 경우

다음의 조건을 모두 만족하는 경우에는 임상적으로 진단하여 치료한다.

- 몸무게가 정상이다.
- 성병의 위험성이 없다.
- 20~35세의 여성
- 안드로겐 증가소견이 없다.
- 외부 호르몬 투여의 과거력이 없다.
- 신체검진상 특이소견이 없다.

(2) 임상적 소견 이외에 추가 검사가 필요한 경우

위의 경우가 아니거나 혹은 진단이 명확하지 않은 경우에는 혈액응고 검사 및 초음파 검사, 필요시 자궁내막검사 등을 꼭 시행하도록 한다.

2) 조직검사가 필요한 경우

(1) 자궁내막 조직검사

자궁내막 폴립, 자궁내막증식증이나 자궁내막암이 의심되는 경우에 시행한다.

- 35세~ 40세 이상의 여성에서 나타나는 무배란성 출혈
- 젊은 비만 여성에서 나타나는 출혈
- 지속적인 무배란의 과거력이 있는 경우
- 초음파에서 이상소견이 의심되는 경우

4. 비정상 생리의 치료

1) 치료의 적응증

(1) 비정상 생리의 치료

비정상적인 생리가 있는 경우, 그 원인에 대해서 가장 중점적으로 생각을 해야 한다. 내과적, 산부인과적 과거력을 확인하고 임신이나 종양이 아닌지 꼭 확인이 필요하다. 즉, 비정상 생리를 발생하게 하는 원인을 확인하고, 원인질환에 대한 치료가 필요한지를 확인하는 것이 첫 번째이며, 증상적으로 나타나는 출혈을 치료하는 것은 그 다음 문제이다.

가. 수술적 치료

나. 비정상 생리의 비 수술적 치료방법

- NSAID (nonsteroidal anti inflammatory drug) : 생리과다시 30~50% 정도 생리양 감소시킴
- Levonorgestrel-containing IUD : 미레나. 생리과다에 사용

- Oral contraceptives : 생리불순, 생리과다 치료
- Progestins : 주기적 MPA 요법 : 생리과다, 희발월경 치료
  생리주기 5일 ~ 26일에 사용한다.
- Danazol : 생리과다 치료. 무월경 유도

| 참고문헌 |

1. Benjamins LJ. Practice guideline: evaluation and management of abnormal vaginal bleeding in adolescents. J Pediatr Health Care. 2009 May-Jun;23(3):189-93.
2. Espindola D, Kennedy KA, Fischer EG. Management of abnormal uterine bleeding and the pathology of endometrial hyperplasia. Obstet Gynecol Clin North Am. 2007;34:717-37.
3. Mohan S, Page LM, Higham JM. Diagnosis of abnormal uterine bleeding. Best Pract Res Clin Obstet Gynaecol. 2007;21:891-903.

Catholic University of Korea 임상진료지침

02 Obstetrics & Gynecology

생리전증후군
Premenstrual syndrome

1. 생리전증후군의 정의와 진단

1) 생리전증후군의 정의

다음의 증상 중 5개 이상의 증상이 생리 전 일주일 이내에 시작되어 생리 후 일주일 내에 사라지는 경우, 이런 성향이 과거 1년 이상, 대부분의 생리주기에 되풀이 되는 경우를 말한다.

- Decreased mood, hopelessness, self-deprecation
- Anxiety, tension
- Affective lability
- Anger, irritability, interpersonal conflict
- Decreased interest in usual activities
- Difficulty concentrating
- Decreased energy
- Appetite changes or cravings
- Changes in sleep
- Feeling overwhelmed or out of control
- Physical symptoms such as breast tenderness, headache, bloating

또한 이러한 증상들로 인해 일, 가족관계, academic responsibilities의

장애가 있을 때 진단

2) 생리전증후군의 원인

생리전증후군의 원인은 명확하지 않다. 현재까지 생리전증후군을 진단할 수 있는 공통적인 호르몬의 변화나 특이소견은 알려진 바가 없다.

3) 생리전증후군의 증상

생리전증후군의 증상에는 100여 가지가 있다. 그 중 흔한 것은 다음과 같다.

- 행동이상 (Behavioral symptoms) : 피곤함, 불면증, 어지러움증, 성적인 관심도의 변화, 음식갈구(food cravings) 혹은 과식
- 정신적인 증상 (Psychologic symptoms) : 불안함, 분노, 우울증, 울거나 눈물이 많음, 긴장, 감정변화, 집중력저하, 혼돈, 건망증, 외로움, 자존심감소
- 신체적 증상 (Physical symptoms) : 두통, 유방통증과 유방팽만, 요통, 복통 및 고창, 체중증가, 사지부종, 수분저류, 오심, 근육통, 관절통

4) 진단

(1) 생리전증후군의 진단기준(표 2-1)

미국산부인과학회에서는 PMS의 진단기준으로 샌디에고 캘리포니아 대학과 국립정신건강연구소에서 만든 진단기준을 추천하고 있다.

(2) 생리전증후군의 검사

생리전증후군이 의심되는 경우에는 적어도 2번 이상의 생리주기 동안 자신의 감정변화나 생리전증후군 증상에 대한 차트를 기록하여 확인하는 것이 필요하다. 또한 이 여성들 중 많은 경우가 우울증이나 인격장애 등을 가지고 있는 경우가 많으므로, 다른 정신과적 문제가 없는지도 확인이 필요하다.

표 2-1 생리전증후군의 진단기준

국립정신건강연구소 (National Institute of Mental Health)
A 30% increase in the intensity of symptoms of premenstrual syndrome (measured using a standardized instrument) from cycle days 5 to 10 as compared with the six-day interval before the onset of menses and Documentation of these changes in a daily symptom diary for at least two consecutive cycles
샌디에고 캘리포니아 대학 (University of California at San Diego)
다음의 정신적, 신체적 증상 중 적어도 한 개가 생리전 5일 동안 적어도 이전 3번의 생리주기에서 나타났던 경우 (At least one of the following affective and somatic symptoms during the five days before menses in each of the three previous cycles) : • 정신적인 증상 : 우울증, 분노폭발, 불안, 짜증, 혼돈, 사회적 위축 • 신체적인 증상 : 유방통, 고창, 두통, 사지부종 증상들은 생리주기의 4일째~13일째 감소되어야 한다.

2. 생리전증후군 환자의 치료

1) 치료

(1) 생리전증후군의 치료목적

증상을 없애거나 경감시키고 사회적 활동력이나 대인관계를 개선시켜주며 치료의 부작용을 최소화 하는 것이다.

(2) 생리전증후군의 치료 방법

여러가지가 시도되고 있으나, 확실하게 효과가 있다고 알려진 것은 없다. 또한 위약에 대한 효과도 25~50% 정도로 매우 높다. 생리전증후군 환자의 치료에 도움이 되는 것으로 알려진 방법은 다음과 같다.

- 카페인 섭취 감소
- 금연
- 규칙적인 운동
- 규칙적인 식사, 영양가 풍부한 음식

- 적절한 수면
- 스트레스 감소(요가 등을 통한 스트레스 해소, 지나친 업무 감소 등)

기타 비타민 A, E, B6의 복용 등이 효과가 있다는 주장도 있다.

심각한 수준의 PMDD(premenstrual dysphoric disorders)가 있는 경우에는 항 우울제인 SSRI 를 사용하여 효과가 있었다는 보고도 있다.

| 참고문헌 |

1. Dickerson LM, Mazyck PJ, Hunter MH. Premenstrual syndrome. Am Fam Physician. 2003;67:1743-52.
2. Wong LP. Premenstrual Syndrome and Dysmenorrhea: Urban-Rural and Multiethnic Differences in Perception, Impacts, and Treatment Seeking. J Pediatr Adolesc Gynecol. 2011 May 18. [Epub ahead of print]
3. Panay N. Management of premenstrual syndrome. J Fam Plann Reprod Health Care. 2009;35:187-194.
4. Freeman EW. Therapeutic management of premenstrual syndrome. Expert Opin Pharmacother. 2010;11:2879-2889.
5. Braverman PK. Premenstrual syndrome and premenstrual dysphoric disorder. J Pediatr Adolesc Gynecol. 2007;20:3-12.

Catholic University of Korea 임상진료지침

03 생리통 Dysmenorrhea

Obstetrics & Gynecology

1. 정의와 종류

1) 생리통의 정의

생리통이란 생리주기에 따라 주기적으로 생기는 통증으로, 전체 가임기 여성의 50% 정도에서 나타난다.

2) 생리통의 종류

(1) 일차성 생리통

골반에 특이질환 없이 나타나는 생리통이며, 초경 후 1~2년 이내에 배란주기가 발생할 때 생겨난다. 이러한 종류의 생리통은 대게 젊은 여성에서 나타나나 40대까지 지속 될 수도 있다.

(2) 이차성 생리통

원인 질환이 있는 경우를 말한다. 초경 후 수년 후에 나타나며 무배란성 주기와 연관되어 나타나는 경우가 많다.

3) 일차성 생리통과 이차성 생리통의 특징(표 3-1)

표 3-1 일차성 생리통과 이차성 생리통의 특징

	일차성	이차성
특정 병변	없다	있다
발생시기	초경 후 1-2년 배란주기와 함께 발생	초경 후 수년 후에 발생 무배란 주기와 함께 발생
호발 연령	10대~20대	30대~40대
통증 발생	생리 시작 전 혹은 생리 시작 직후~48, 72시간	생리 1~2주전쯤 시작 생리혈이 멎은 후 수일정도 지속
통증 양상	Suprapubic cramping pain 요 척추 통증 대퇴부 안쪽으로 퍼지는 통증 실신, 구토, 오심, 설사 동반	

2. 생리통의 원인

1) 일차성 생리통의 원인

일차성 생리통의 원인은 자궁내막의 프로스타글란딘의 증가로 인해 나타난다. 생리전 황체호르몬이 감소하면서 lytic enzyme이 작동을 하게 되고, 이로인해 프로스타글란딘이 증가하게 된다. 이로인해 자궁근육이 수축하고 자궁내압이 증가하면서 생리통이 발생하게 된다.

2) 이차성 생리통의 원인

이차성생리통의 원인은 매우 다양하다.

산부인과적으로는 자궁내막증, 생리혈의 배출을 막는 자궁/질의 문제가 있는 경우, 자궁내막유착증, 자궁근종, 자궁선근증, 골반울혈증후군 등이 원인이 될 수 있다.

3. 생리통 환자의 평가

1) 생리통 환자에서 필요한 검사

이차성생리통인 경우에는 산부인과적 질환이 있는지 확인해야 한다. 기본적인 골반내진과 초음파검사, 자궁경부암 검사, 자궁내막증 검사가 필요하며, 필요시 골반경 확인 등이 필요하다.

특히 초음파 검사의 경우, 해부학적인 원인이 있는지 감별하는 데 필요하며, 치료에 반응하지 않는 생리통의 경우 기질적인 원인을 확인 할 수 있으므로 매우 유용하다.

4. 생리통의 치료

1) 약물 치료(표 3-2)

표 3-2 약물치료

Agent	Dosage
Danazol	100 or 200 mg twice daily
GnRH agonist	3.75 mg monthly IM/SC
NSAIDs	
Diclofenac Ibuprofen Mefenamic acid Naproxen	50 mg 하루 세번 매일 800 mg 하루 세번 매일 500 mg 초기용량 250 mg 하루 네번 매일 500에서 550 mg 하루 두번 매일
경구피임약	하루 한알

2) 생리통이 있는 여성의 생활지도

몇몇 연구에 의하면, 생활습관을 바꾸는 것이 생리통을 경감시키는 데 도움이 된다는 주장이 있다. 저지방 식이를 먹는다거나 적절한 운동을 시행하고 금연, 숙면 등은 통증의 역치를 증가시킬 수 있는 것으로 생각되고 있다.

| 참고문헌 |

1. Davis AR, Westhoff CL. Primary dysmenorrheal in adolescent girls and treatment with oral contraceptives. J Pediatr Adolesc Gynecol 2001;14:3-8.
2. Tak Kim. Pathogenesis and management guidline of dysmenorrheal. Korean Journal of Obstetrics and Gynecology. 2006;48:1613-1620
3. Zahradnik HP, Hanjalic-Beck A, Groth K. Nonsteroidal anti-inflammatory drugs and hormonal contraceptives for pain relief from dysmenorrhea: a review. Contraception. 2010;81:185-196.
4. Morrow C, Naumburg EH. Dysmenorrhea. Prim Care. 2009;36:19-32.
5. French L. Dysmenorrhea. Am Fam Physician. 2005;71:285-291.

Catholic University of Korea 임상진료지침

04 Obstetrics & Gynecology

기능부전성 자궁출혈
Dysfunctional uterine bleeding

1. 부정기 질출혈의 정의와 종류

1)정의

특별한 기질적인 원인질환 없이 나오는 출혈을 말하는 것으로, 일반적으로 무배란으로 인해 발생하는 경우, 다른 원인이 될만한 질환이 없는 경우에 진단 가능. 비정상 자궁 출혈의 80%가 이에 해당 된다.

2) 종류

폐경 후 여성호르몬-황체호르몬 요법을 사용하다가 중지하는 경우, 혹은 경구피임약 복용 후 나오는 출혈, 황체기 여성에서 수술로 황체를 제거하였을 때 나오는 출혈 등이 모두 여기에 속한다. 그러나 여성호르몬과 황체호르몬은 단독적으로 출혈의 원인이 될 수 있다.

가. 여성호르몬 소퇴성 출혈

체내 여성호르몬 수치가 갑자기 감소하는 경우에 발생하는 출혈
난포기 여성에서 난포를 수술로 제거하는 경우, 외부에서 여성호르몬을 투여하다가 갑자기 중지하는 경우. 배란출혈 등이 여기에 해당

나. 여성호르몬 파탄성 출혈

황체호르몬 없이 여성호르몬 농도가 지속적으로 높게 유지되는 경우에 발생한다. 여성호르몬 농도가 낮은 경우에는 간헐적인 점성출혈

등으로 나타나며, 농도가 높은 경우에는 출혈의 양이 많을 수 있다.
만성 무배란증으로 인한 출혈, 폐경 이행기에 수개월간의 무배란 후 갑자기 나타나는 과다 출혈이 등이 좋은 예

다. 황체호르몬 소퇴성 출혈
황체호르몬 소퇴성 출혈은 기본적으로 여성호르몬이 없는 경우에는 발생하지 않는다. 외부에서 황체호르몬을 투여하다가 갑자기 중단하는 경우 등에서 나타난다.

라. 황체호르몬 파탄성 출혈
황체호르몬과 여성호르몬의 농도비가 비정상적으로 높게 유지되면서 나타난다.
황체호르몬 제제를 지속적으로 복용하는 경우, 혹은 황체호르몬이 함유된 피하피임기구나 자궁내장치를 사용하는 경우에 나타난다.

2. 원인

1) 연령별 원인

(1) 비 정상적인 질출혈의 연령별 원인(표 4-1)

가. 가임연령에서 볼 수 있는 비정상 질출혈의 원인

- 부정기질출혈(dysfunctional uterine bleeding)
- 임신 : 자궁내 임신, 자궁외 임신 모두 해당한다.
- 외부 호르몬 복용 : 경구피임약, 황체호르몬 제제, 자궁내장치 등으로 인함.
- 내분비 질환 : 갑상선 기능항진증, 기능저하증 모두 원인이 될 수 있으며 당뇨 역시 무배란성 출혈의 원인으로 작용 할 수 있다.
- 해부학적인 이상 : 자궁근종이나 폴립등으로 인한 출혈
- 혈액응고장애 기타 혈액학적 질환
- 감염 : 자궁경부염, 특히 클라미디아 감염증이 있는 경우
- 종양 : 침윤성 자궁경부암이 있는 경우

표 4-1 비 정상적인 질출혈의 연령별 원인

사춘기이전	청소년기	가임기	폐경이행기 perimenopausal	폐경 후
Vulvovaginitis	무배란	외부호르몬	무배란	외부호르몬
질내이물질	외부 호르몬	임신	Fibroids	암을 포함한 자궁내막질환
성조숙증	임신	무배란	자궁경부, 내막폴립	위축성질염
종양	응고장애	Fibroids	갑상선기능이상	기타 종양
		자궁경부, 내막폴립		
		갑상선기능 이상		

3. 진단

1) 기본 검사

(1) 내과적, 산부인과적 과거력 조사

- 임신반응검사
- 산부인과 검사
- 암검사

20세에서 35세 사이의 여성이면서 성병 감염우려가 없고, 안드로겐 호르몬 이상소견이 없으며, 외부 호르몬 투여를 하고 있지 않고, 진찰상 특이소견이 없는 경우에는 임상적 판단에 의해 치료를 시행해도 무방하다.

2) 특수 검사

(1) 혈액학적 검사

빈혈이나 혈소판 감소증, 형액응고에 특이소견이 없는지 검사한다.

(2) 방사선학적 검사

- 만성 무배란증이 의심되는 경우
- 비만한 여성
- 35~40세 사이의 여성의 경우

자궁내막의 두께는 생리주기에 따라 변이가 심하기 때문에 폐경 전 여성에서는 특별한 의미가 없는 경우가 많다.

(3) 자궁내막검사

- 자궁내막폴립이나 자궁내막증식증, 혹은 암이 의심되는 경우
- 35세~40세 무배란성 출혈이 있는 모든 여성
- 비만한 여성
- 만성무배란증이 있는 여성

4. 치료

1) 비 수술적 치료

기질적인 원인이 없는 경우에 시도 대부분 반응 좋음

(1) NSAID

(2) Hormone

가. Oral contraceptives

2T #2, daily 복용 출혈이 멈춘 후에도 최소 5~7일 이상 더 복용

나. Estrogen

부정기적으로 나오는 점성출혈이 있는 경우 대부분 저용량 여성호르몬 파탄성 출혈인 경우가 많다. 이 경우 자궁내막이 얇으면서 황체호

르몬에 반응하지 않는다.

- 출혈이 양이 많아 입원치료가 필요한 환자
  - 정맥주사로 여성호르몬을 준다.
  - 25 mg CEE q4 hours until bleeding subsides or for 24 hours
- 출혈이 많지만 그렇게 응급상황은 아닐 때
  - 1.25 mg CEE or 2.0 mg micronized estradiol q 4~6 hours for 24 hours

  → Tapering once daily for another 7~10 days after bleeding is controlled
- 중등도 ~ 경미한 출혈

  1.25 mg CEE or 2.0 mg micronized estradiol daily for 7~10 days
- 황체호르몬 파탄성 출혈치료

  1.25 mg CEE or 2.0 mg micronized estradiol daily for 7~10 days

다. Progesterone

경구피임약을 복용할 수 없거나 복용이 어려운 경우 사용한다.

- 경구 : MPA 20 mg
- 근주주사 : 150 mg/3 months(예방 목적)
- Levonorgestrel IUD(Mirena)

2) 수술적 치료

내과적 치료에 반응하지 않거나 금기증이 있는 경우, 기질적 원인이 있는 경우 실시한다.

(1) 자궁내막소작술 : 더 이상 분만 계획이 없는 경우 시도 가능

(2) 자궁동맥색전술

(3) 자궁근종적출술

(4) 자궁적출술

|참고문헌|

1. Muneyyirci-Delale O, Gupta A, Abraham C, Chandrareddy A, Bowers CH Jr, Cutler JB. Management of dysfunctional uterine bleeding based on endometrial thickness. Int J Womens Health. 2010;2:297-302.
2. Maness DL, Reddy A, Harraway-Smith CL, Mitchell G, Givens V. How best to manage dysfunctional uterine bleeding. J Fam Pract. 2010;59:449-58.
3. Bongers MY, Mol BW, Brölmann HA. Current treatment of dysfunctional uterine bleeding. Maturitas. 2004;47:159-174.

Catholic University of Korea 임상진료지침

05 Obstetrics & Gynecology

무월경 Amenorrhea

1. 무월경의 정의와 분류

1) 무월경의 정의 및 분류

(1) 일차성 무월경

이차성징이 없이 13세까지 생리가 없거나, 혹은 이차성징이 있으면서 15세까지 생리가 없는 경우

(2) 이차성 무월경

생리를 규칙적으로 하던 여성이 3번의 정상 주기동안 생리를 하지 않거나 혹은 6개월 이상 생리가 없는 경우

2. 무월경의 원인

1) 일차성 무월경의 원인

(1) 염색체가 XY 이면서 효소장애가 있는 경우

- 5 α reductase deficiency
- 17, 20 desmolase deficiency
- 17 α hydroxylase deficiency

(2) Hypergonadotropic hypogonadism

- Gonadal dysgenesis
- Pure gonadal dysgenesis
- Partial deletion of X chromosome
- Sex chromosome mosaicism
- Enviromental and therapeutic ovarian toxins
- 17 α hydroxylase deficiency in XX individual
- Galactosemia
- Other

(3) Hypogonadotropic hypogonadism

- Physiologic delay
- Kallman's syndrome
- Central nervous system tumors
- Hypothalamic/pituitary dysfunction

2) 이차성 무월경의 원인

(1) 해부학적인 원인

가. 뮬러관 이상
- 무천공 처녀막
- transverse vaginal septum
- Mayer-Rokitansky-Kuster-Hauser syndrome

나. Androgen insentivitiy

다. True hermaphroditism

라. Absent endometrium

마. Asherman's syndrome
- 자궁이나 자궁경부 수술 후 이차적으로 발생한 자궁내막유착 소파수술, 특히 분만 후 소파수술, 원추절제술

- 염증으로 인해 발생한 자궁내막유착, 골반염, 자궁내장치 관련, 결핵 등

(2) 해부학적인 이상이 아닌 원인

가. 난소부전

- 염색체 이상
- Iatrogenic causes : radiation, chemotherapy, postoperation
- 염증성질환, 자가면역질환, 흡연 기타 등등

나. Pituitary hypothalamic lesions

- Craniopharyngioma, germinoma, tubercular granuloma, sarcoid granuloma, dermoid cyst

다. Pituitary 이상

- Nonfunctioning adenoma
- Hormone functioning adenoma : prolactinoma, Cushing's disease
- Acromegaly
- Primary hyperthyroidism
- Infarction
- Surgical or radiologic ablations
- Sheehan's syndrome
- Diabetic vasculitis

라. Wt. loss and dieting

마. Anorexia nervosa

바. Exercise

사. Stress induced disorders

아. Obesity

3. 무월경 환자의 검사와 진단

1) 무월경 환자의 진단

(1) 초진 검사

무월경을 유발하는 대부분의 질, 자궁의 형태적 이상은 신체검진으로 진단이 가능하다. 해부학적인 이상이 의심되는 데도 신체검진으로 확인이 안되는 경우 초음파나 MRI를 이용할 수 있다.

자궁내막의 유착이나 발생부진으로 인한 무월경은 신체검진이나 일반 초음파에서 확인이 어렵다. 자궁내막 유착이 의심되는 경우에는 자궁난관조영술이나 saline infusion, 자궁내시경 등을 이용하여 확진한다.

염색체 이상이 의심되는 경우에는 염색체 검사를 시행해야 한다.

(2) 무월경 환자 진단에 가장 중요한 요소

- 2차 성징의 유무
- 자궁, 질의 해부학적인 이상 유무
- 임신 확인
- FSH 수치 확인

(3) 무월경 환자 진단 과정(그림 5-1)

2) 검사 소견

(1) 이차성 무월경 환자의 갑상선 호르몬과 유즙분비 호르몬 수치평가

- TSH 수치에 이상이 있는 경우 자세한 갑상선 검사를 시행한다.
- 고유즙분비호르몬혈증은 무배란의 원인으로 작용할 수 있다.
  만일 갑상선저하증과 고유즙분비호르몬혈증이 같이 있는 경우에는 갑상선저하증을 먼저 치료한다. 갑상선호르몬이 정상으로 돌아오면서 유즙분비호르몬이 정상화 될 수도 있다.
- 유즙분비호르몬 수치가 증가되어 있는 경우, MRI 검사를 시행한다.

(2) 이차성 무월경 환자에서 난포자극호르몬 평가

FSH 수치가 25~40 mIU/ml 을 넘어가는 경우에는 적어도 두 번 이상의 혈액검사를 시행하여 상태를 확인해야 한다.

30세 미만의 환자에서 hypergonadotropic amenorrhea 가 있는 경우, 반드시 염색체 검사를 해서 Y 염색체 유무를 확인해야 한다.

(3) 염색체 검사가 정상인 난소부전이 있는 환자추가 검사

항암치료나 방사선 치료, 수술 등의 과거력 없이 발생한 난소부전의 경우, 자가면역검사를 시행한다.

- Antinuclear antibodies, rheumatoid factor, ESR 를 시행한다.
- PTT (partial thromboplastin time) 이 정상인 경우에는 lupus anticoagulant 검사는 시행하지 않아도 된다.
- Na/K, calcium, phosphorus 수치가 이상이 있는 경우에는 parathyroid autoantibody 를 의심할 수 있다.
- TSH, anti-thyroglobulin antibody, antimicrosomal antibody 를 시행한다.
- Antiadrenal antibody screening : 24시간 소변의 free cortisol 측정
- Parietal cell antibody, islets of Langerhans antibody

(4) 이차성 무월경 환자에서 여성호르몬 상태의 평가

황체호르몬 부하검사를 실시한다. 황체호르몬 복용 후 2일~10일 사이에 출혈이 있으면 여성호르몬 상태가 정상이라고 할 수 있다.

이 검사에서 소퇴출혈이 없으면 여성호르몬-황체호르몬 부하검사를 한다.

여성호르몬-황체호르몬 부하검사에서도 출혈이 없는 경우는 자궁내막 생성장애, 자궁내막유착을 의심할 수 있다.

- 황체호르몬 소퇴검사

  MPA (medroxyprogestrone acetate) 5 ~10 mg × 10days
- 여성호르몬-황체호르몬 소퇴검사: conjugated estrogen 2.5 mg or

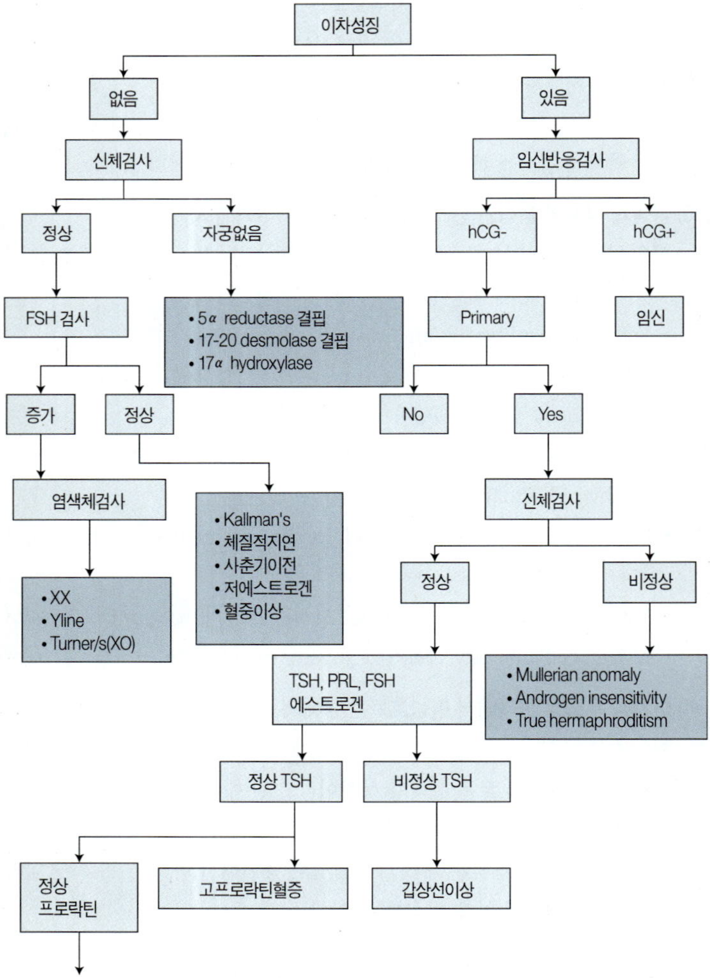

그림 5-1 무월경 환자 진단 과정

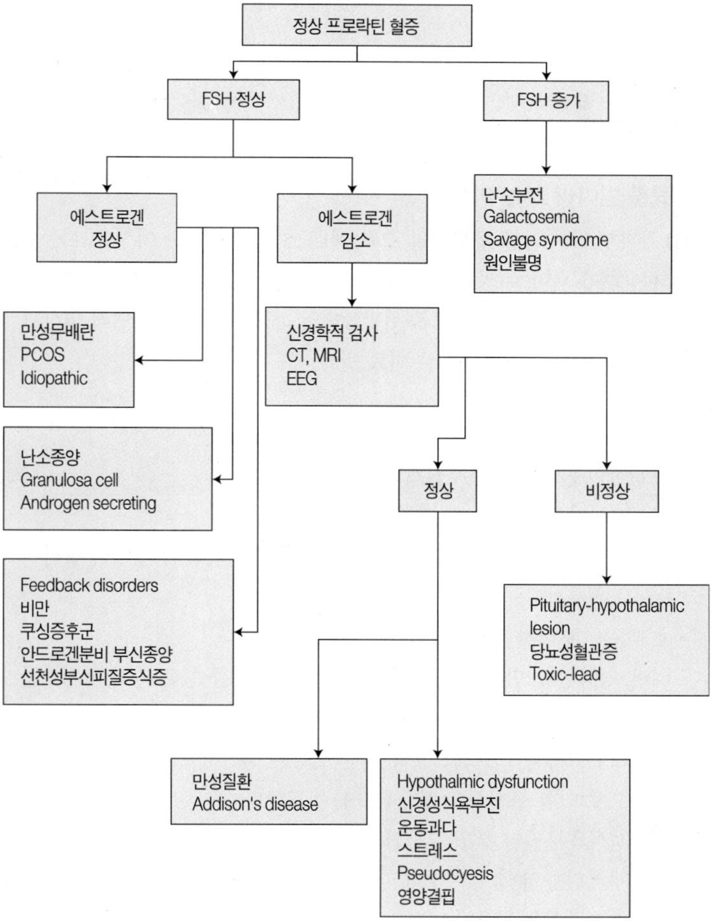
정상 프로락틴 혈증
FSH 정상
FSH 증가
에스트로겐 정상
에스트로겐 감소
난소부전
Galactosemia
Savage syndrome
원인불명
만성무배란
PCOS
Idiopathic
신경학적 검사
CT, MRI
EEG
난소종양
Granulosa cell
Androgen secreting
정상
비정상
Feedback disorders
비만
쿠싱증후군
안드로겐분비 부신종양
선천성부신피질증식증
Pituitary-hypothalamic lesion
당뇨성혈관증
Toxic-lead
만성질환
Addison's disease
Hypothalmic dysfunction
신경성식욕부진
운동과다
스트레스
Pseudocyesis
영양결핍

micronized estradiol 2 mg × 25 days + MPA 5~10 mg × for last 10 days

4. 무월경의 치료

1) 치료를 받아야 하는 이유

(1) 무배란으로 인한 무월경일 경우 체내 호르몬 상태는 여성호르몬 우세상태가 되며, 여성호르몬 의존성 종양의 발생이 증가할 수 있다.

(2) 호르몬 상태가 여성호르몬 결핍상태인 경우는 폐경기의 여러 증상과 합병증이 발생 가능하므로 치료 필요.

2) 무월경의 치료

(1) 해부학적인 원인이 아닌 무월경의 치료

- 원인질환이 있는 경우 그 질환을 치료한다.
- CNS에 prolactionoma 이외의 종양이 있는 경우에는 수술이나 방사선 등으로 치료한다.
- 호르몬을 분비하는 난소종양은 수술로 제거한다.
- 비만, 영양결핍, 만성질환, 쿠싱증후군, 말단비대증 등은 각각의 치료방침을 따른다.
- Pseudocyesis와 스트레스로 인한 무월경은 정신치료를 같이 한다.
- 운동으로 인한 무월경은 체중증가를 유도한다.
- 신경성식욕부진의 경우 심하면 입원치료를 시도한다.
- 만성무배란증의 경우 자궁내막 상태와 임신을 원하는지 여부를 확인하여 치료방침을 정한다.
- 선천성부신피질증식증이 있는 경우에는 glucocorticoid를 투여한다.

| 참고문헌 |

1. Deligeoroglou E, Athanasopoulos N, Tsimaris P, Dimopoulos KD, Vrachnis N, Creatsas G. Evaluation and management of adolescent amenorrhea. Ann N Y Acad Sci. 2010;1205:23-32.
2. Practice Committee of American Society for Reproductive Medicine. Current evaluation of amenorrhea. Fertil Steril. 2008;90:219-25.

Catholic University of Korea 임상진료지침

06 Obstetrics & Gynecology

무배란과 다낭성난소증후군

1. 배란의 확인

1) 배란의 확인

(1) 환자의 배란여부 확인

생리패턴만 잘 확인해도 배란이 되는지 아닌지 알 수 있다.

가. 배란이 잘 되는 여성의 생리 특징

- 생리가 규칙적이다.
- 생리시기가 예측이 가능하다.
- 생리의 양과 기간이 정확하다.
- 생리전 증상들이 일정하게 나타난다.

나. 배란이 안되는 여성의 생리 특징

- 생리가 불규칙적이다.
- 생리시기가 예측되지 않는다.
- 생리의 양과 기간이 불규칙적이다.
- 생리전 증상이 부정기적으로 나타난다.

기타 다른 확인 방법으로 LH호르몬 측정, 기초체온 측정, 황체기 황체호르몬 측정, 초음파 추적검사 등이 있다. 황체호르몬의 경우 생리주기 28

일 주기의 여성에서 21~23일 정도에 가장 높은 수치를 나타낸다. 이 때 수치가 3 ng/ml (10 mmol/l) 이상이면 배란을 확진할 수 있다.

2. 배란 장애

1) 배란 장애의 원인

(1) 다낭성난소 증후군 : 배란장애의 대표적인 원인 질환이다.

(2) 고유즙분비호르몬 혈증

(3) Hypogonadotropic hypogonadism : 뇌의 기질적인 문제가 있는지를 MRI 로 확인해야 한다. 단순히 BMI가 너무 낮거나 선천적 hypothalamic failure 가 있는 경우에도 배란장애가 발생할 수 있다.

(4) 갑상선 기능저하증

3. 다낭성난소 증후군

1) 발생빈도 : 약 6~10%

생식 가능한 연령의 여성에서 흔하게 나타나는 내분비적 질환 중 하나

2) 임상증상

- 생리불순 : 희발월경, 무월경(20~50%), 과소생리
- 부정기 출혈(30%)
- 자궁내막증식증
- 고 안드로겐 혈증 임상증상 : 다모증, 여드름, 남성형 탈모, 남성형 대머리
- 비만(35~60%): 남성형비만(허리와 엉덩이의 비율이 증가한다.)
  진단에 특이적인 소견은 아니다.

3) 진단

원인과 발생 기전이 명확하지 않으며 임상 증상만으로 진단 가능, 다낭

성 난소를 유발하는 다른 질환들을 감별해 내야 비로소 확진이 가능

(1) 진단기준(표 6-1)

다낭성난소증후군을 확진하기 위해서는 만성무배란과 임상적 혹은 실험실적인 고 안드로겐 혈증이 입증되어야 하며, 다른 원인질환이 없는 경우에 진단 할 수 있다.

(2) 다낭성난소의 초음파 진단

각 난소를 어떤 plane 에서 보더라도 5~9 mm 크기의 난포가 각각 5개 이상씩 확인

4) 병태생리

고 안드로겐 혈증은 Adrenal gland와 난소에서 안드로겐을 생성하는 CYP17 효소의 이상으로 발생한다. 그러나 안드로겐이 정상치(20~80 ng/l)의 2배 이상은 증가하지 않는다.

그 외에 말초의 에스트로겐 대사 장애와 E1의 증가, 만성적인 고 에스트로겐 상태, 중추신경에서 LH의 pulse frequency 증가, LH : FSH 증가 등이

표 6-1 진단기준

주 진단기준
• 만성 무배란 • 고 안드로겐 혈증 혹은 고 안드로겐 혈증의 임상증상 • 기타 다른 원인질환이 없을 때
부 진단기준
• 인슐린저항성 • 사춘기이전의 다모증과 비만 • LH : FSH 비율 상승 • 고 안드로겐 혈증과 함께 나타나는 간헐적인 무배란 • 초음파의 다낭성난소 소견

다낭성난소증후군 환자에서 관찰되는 이상소견이다.

(1) 다낭성난소증후군 환자와 인슐린 저항성의관계

다낭성난소증후군 환자들은 자주 고 인슐린 혈증과 인슐린 저항성 상태를 보인다. 다낭성난소증후군 환자에서 인슐린 저항성이 나타나는 주된 원인은 비만으로 생각되고 있지만, 그 외에도 다른 원인이 있을 것으로 추정된다.

- 고 인슐린 혈증이 고 안드로겐 혈증의 일반적인 특징은 아니지만 다낭성난소증후군 환자에서는 자주 관찰된다.
- 비만한 다낭성난소증후군환자의 30~45%에서 당불내성이나 당뇨가 관찰된다. 그러나 고 안드로겐 혈증이 있더라도 배란이 있는 여성들은 정상 인슐린 혈중치를 보인다. 현재는 다낭성난소증후군과 비만이 같이 있는 경우 당 대사에 나쁜 영향을 주는 것으로 생각되고 있다.

(2) 다낭성난소증후군과 syndrome X

Syndrome X는 심혈관계질환의 발생율을 증가시키는 증후군으로 아래의 진단기준 중 3개 이상을 만족하면 진단이 가능하다.

- 여성 허리둘레 〉 35 inches
- Triglycerides 〉 150 mg/dl
- HDL cholesterol 〈 50 mg/dl
- 혈압 〉 130/85 mmHg
- 공복혈당 110 ~ 125 mg/dl
- 2 hour GTT (75g) : 140~199 mg/dl

다낭성난소증후군은 syndrome X를 유발할 수 있는 고 위험군에 속한다. 기타 syndrome X의 다른 고 위험군은 다음과 같다.

- Non Caucasian race
- Sedentary lifestyle
- BMI >25
- 나이 40세 이상
- 심혈관계 질환자
- 고혈압
- 다낭성난소증후군
- 고안드로겐 혈증
- 인슐린 저항성
- HARI-AN syndrome
- 비알콜성 steatohepatosis
- 2형 당뇨, 임신성 당뇨, 혹은 당불내성의 가족력

5) 치료

(1) 치료목표의 설정

- 혈중 안드로겐 수치를 낮춘다.
- 에스트로겐 단독 자극으로 인한 자궁내막의 과다 증식을 막는다.
- 정상 체중을 유지한다.
- 심혈관계 질환에 대한 위험성을 낮춘다.
- 고 인슐린 혈증으로 인한 심혈관계 질환과 당뇨 발생의 가능성을 낮춘다.
- 임신을 시도한다.

환자가 임신을 원하는 상태인지 아닌지, 합병증의 발생 가능성은 어떤지, 혹은 합병증이 와 있는 상태는 아닌지 등에 대한 확인 과정 후 목표를 설정한다.

(2) 비 수술적 치료

가. 체중 감소

혈중 인슐린 수치를 개선시키고 성호르몬결합글로블린과 유리 테스토스테론 수치를 정상화시켜 배란 유도제의 효과를 증진시키는 것은 물론, 단독으로 배란을 되돌리는 기능을 한다.

나. 경구 피임약

황체형성호르몬의 분비 억제, 혈중 유리 안드로겐 수치 감소, 5 알파-환원효소와 안드로겐 수용체의 결합을 억제한다.

여드름 치료에도 약 50~70% 정도의 효과가 있으나, 다모증에 단독으로 투여하는 것은 효과가 적다고 한다. 경구 피임약 복용으로 얻을 수 있는 가장 큰 잇점은 자궁내막암에 대한 예방 효과이다.

그 외에 약물 치료로 Spironolactone, 항 안드로겐 약물(cyproterone acetate, flutemide, Cimetidine, ketoconazole), Finasteride, 스테로이드, GnRH agonist, Bromocriptine, 당뇨약제 등을 사용한다.

다. 혈당조절약물의 사용

다낭성난소증후군 환자의 혈당대사 개선 목적으로 가장 흔하게 사용되는 약제는 metformin과 glitazone이 있다.

ㄱ) Metformin

가) 기능

포도당신합성 (gluconeogenesis)을 감소시키고 간에서 포도당 생성을 감소시키며 목표기관에서 인슐린의 민감성을 증가시킨다.

나) 복용

하루 850 mg 복용 (아침식후, 경구복용)으로 시작하고 아침저녁 두 번 식후 복용으로 용량을 올린다. 가장 흔한 부작용은 위장관 부작용으로 고창, 구토, 오심, 설사 등의 증상이 나타날 수 있다.

다) 효과

비만한 다낭성난소증후군 환자에서 사용 시, 고 인슐린 혈증을 개선하고 LH, 유리 테스토스테론, PAI-1, 엔도텔린-1의 수치를 개선하며, clomiphene 을 같이 사용한 경우 약 90%에서, 단독사용 시 약 40%에서 배란이 회복된다.

ㄴ) Troglitazone

가) 기능

Thiazolidinedione 계열의 약물로 몸무게의 유의한 변화없이 인슐린 민감성을 증가시키고 혈중 안드로겐 수치를 낮춰주는데 효과적인 약물이다.

나) 복용

하루 400 mg 복용하며, 간 대사에 이상이 유발 될 수 있으므로 매달 간 기능 검사를 시행하고 이상이 있는 경우에는 복용을 금지한다.

Metformin과 마찬가지로 확실한 태아 독성은 보고된 바 없으나 임신 시에는 복용을 중단하도록 한다.

(3) 수술적 치료

가. 종류

- 전기소작술
- 레이저 기화술(vaporization)
- 복강경을 이용한 난소 절제
- 난소 구멍뚫기(ovarian drilling)

나. 수술적 치료의 효과

- 난포 자체내의 안드로겐 합성을 감소시킨다.
- 난포액을 배출시켜 인히빈의 농도도 감소시킨다(인히빈의 감소는 난포형성호르몬을 증가시키면서 새로운 난포가 자랄 수 있게 도와준다).
- 난소 조직이 클로미펜에 더 민감해 질 수 있도록 돕는다.

※ 수술 후 배란율은 78.1%, 자연 임신율 49.4%, 누적 임신율 58.5% 정도 된다. 또한 수술은 임신 시 자연유산율을 정상 여성과 유사한 정도까지 낮출 수 있게 해주는 효과가 있다.

6) 다낭성난소증후군의 합병증

(1) 발생 가능 합병증

- 자궁내막암 발생율이 3배 증가
- 폐경 후 유방암 발생율이 3-4배 증가

(2) 합병증 예방방법

만성적인 무배란으로 인해 증가하는 여러 가지 합병증으로 평균 수명이 감소하기 때문에 이에 대한 예방과 조기 진단 프로그램을 마련하는 것이 좋다. 또한 유전적인 경향이 있기 때문에 (상염색체 우성) 형제, 자매, 아이들 역시 50% 정도의 위험성을 가지고 있다.

자궁내막암의 조기 진단을 위한 자궁내막검사를 결정할 때는, 환자의 나이가 아니라 환자가 무배란이였던 시기가 얼마나 되는가를 기준으로 결정해야 한다. 만일 지속적인 무배란이 있었던 환자라면 자궁내막 두께가 정상 (5~12 mm) 이더라도 자궁내막 검사를 하는 것이 좋으며, 만일 12 mm 이상이라면 암을 의심할 소견이 전혀 없다고 하더라도 자궁내막검사를 실시해야 한다.

(3) 다낭성난소증후군의 불임

다낭성난소증후군은 무배란과 희발배란의 가장 흔한 원인이다. 다낭성난소증후군이 있는 경우 배란장애로 인한 불임이 흔하게 발생할 수 있다.

(4) 다낭성난소증후군 여성의 불임 치료

가. 배란유도

배란 요인 이외의 불임의 원인이 없는 경우 시도한다.

ㄱ) 체중감소

BMI 가 27 이상인 경우 체중을 감소시키는 것 만으로 고 안드로겐 혈증이 개선되며 배란을 되돌아 오게 할 수 있다.

ㄴ) 클로미펜

50~250 mg/day을 생리시작 3일~5일째부터 5일간 복용한다.
반응이 없는 경우 8일까지 투여하기도 한다. 약 80%~85% 정도에서 배란하며 40% 정도의 임신율을 갖는다.

ㄷ) Gonadotropin

클로미펜 배란유도에서 실패하는 경우 실시한다. GnRH agonist와 함께 사용하기도 한다.

ㄹ) 혈당 조절 약물 : Metrofmin

가) 클로미펜과 병합투여

클로미펜 단독 사용보다 배란율과 임신율이 크게 증가한다.
클로미펜과 위약을 병합 투여하면 배란율과 임신율이 각각 27%, 7% 정도인 것에 반해, 혈당 조절약물인 metformin과 클로미펜 병합 투여 시 배란율 75%, 임신율 50%로 크게 상승하는 것으로 알려져 있다.

나) 단독투여

클로미펜으로 배란유도에 실패한 여성 중 간기능과 콩팥기능이 정상이며 고 인슐린 혈증이 있는 여성에게 사용한다.
Metformin을 12주 처방하여 복용하면, 공복 인슐린치와 전체 테스토스테론 수치, 유리 테스토스테론, BMI, waist-hip ratio, 다모증, 여드름 등을 개선시킬 수 있다.

다) 용량

- 500 mg once daily with breakfast for 4 days
- 500 mg twice daily with breakfast and dinnder for 4 days
- 500 mg with breakfast and 1,000 mg with dinner for 4 days

이후 1,000 mg twice a day로 유지한다.
혈중 프로게스테론을 매주 확인하여 배란 여부를 확인한다.
만약 metformin 만으로 배란이 회복되지 않으면 클로미펜을 정량/정법으로 같이 사용한다.

|참고문헌|

1. Brewer M, Pawelczak M, Kessler M, Shah B. A review of polycystic ovarian syndrome in adolescents. Minerva Pediatr. 2010;62:459-473.
2. Rotterdam ESHRE/ASRM-Sponsored PCOS consensus workshop group. Revised 2003 consensus on diagnostic criteria and long-term health risks related to polycystic ovary syndrome (PCOS). Hum Reprod. 2004;19:41-47.
3. Pletcher JR, Slap GB. Menstrual disorders. Amenorrhea. Pediatr Clin North Am. 1999;46:505-518.
4. ACOG Committee on Practice Bulletins--Gynecology. ACOG Practice Bulletin No. 108: Polycystic ovary syndrome. Obstet Gynecol. 2009;114:936-949.

Catholic University of Korea 임상진료지침

07 Obstetrics & Gynecology

기타 내분비 질환

1. 고 유즙분비호르몬 혈증(Hyperprolactinemia)

1) 유즙분비호르몬

(1) 유즙분비호르몬이란?

뇌하수체전엽에서 주로 분비되며 탈락막(decidua), 자궁근에서도 분비된다.

199개의 아미노산으로 이루어져있으며, 23,000 daltons의 분자량을 갖는 호르몬으로 주된 역할은 수유가 가능하도록 유즙분비의 시작과 유지에 관련한다.

2) 고 유즙분비호르몬 혈증의 원인과 진단

(1) 고유즙분비호르몬혈증의 원인(표 7-1)

(2) 유즙분비 호소할 때 필요한 검사

가. 혈액검사

- 유즙분비호르몬
- 갑상선자극호르몬

갑상선 저하증에 의한 TRH의 증가는 유즙호르몬 분비를 같이 증가시킴

나. 과거력청취

- 스트레스(수술, 외상)
- 도파민(dopamine)이 억제되어 유즙분비 호르몬이 증가될 수있으며,
- 약물 : 마약, 항우울제, diazepam, 피임약 에 의하여 생기기도 한다.
- 유두의 계속적인 자극
- 흉부수술
- 경추부분의 대상포진

다. 영상학적 검사

- 유즙분비호르몬 농도가 100 ng/ml 이상이면 뇌 병변을 찾기 위해 MRI가 필요하다.
- 드물게 폐, 신장 종양에서 유즙분비호르몬이 분비되는 경우도 있으며 자궁근종에서 분비되기도 한다.

(3) 유즙분비호르몬이 높은 경우 추가검사(그림 7-1)

3) 고 유즙분비호르몬 혈증의 치료

(1) 고 유즙분비호르몬혈증의 치료 적응증

원인에 따라 치료 방침이 다르다.

가. 뇌하수체의 프로락틴분비종양이 원인인 경우

종양의 크기에 따라서 치료한다.

ㄱ) 미세선종 (microadenoma : 1 cm 미만)

- 무월경을 일으키나 임신을 원하지 않는 경우라면 골다공증을 예방하기 위해서 피임약을 처방하여 에스트로겐을 공급해 주어야한다.
- 임신을 원하는 경우라면 bromocriptine을 투여한다.

표 7-1 고유즙분비호르몬혈증의 원인

Inhibitory factors	
Dopamine	γ-Aminobutyric acid
Histidyi-proline diketopiperazine	Pyroglutamic acid
Somatostatin	
Stimulatory factors	
β-Endorphin	17β-Estradiol
Enkephalins	Gonadotropin-releasing hormone
Histamine	Serotonin
Substance P	Thyrotropin-releasing hormone
Vasoactive intestinal peptide	
Physiologic conditions	
Anesthesia	Empty sella syndrome
Idiopathic	Intercourse
Major surgery and disorders of chest wall(burns, herpes, chest percussion)	Newborns
Nipple stimulation	Pregnancy
Postpartum(nonnursing: days 1-7; nursing: with suckling)	Sleep
Stress	Postpartum
Hypothalamic conditions	
Arachnoid cyst	Craniopharyngioma
Cystic glioma	Cystricerosis
Dermoid cyst	Dermoid cyst
Epidermoid cyst	Histiocytosis
Neurotuberculosis	Pineal tumors
Pseudotumor cerebri	Sarcoidosis
Tuberculosis	

Pituitary conditions	
Acromegaly	Addison disease
Craniopharyngioma	Cushing syndrome
Hypothroidism	Histiocytosis
Lymphoid hypophysitis	Metastatic tumors (especially of the lungs and breasts)
Multiple endocrine neoplasia	Nelson syndrome
Pituitary adenoma(microadenoma or macroadenoma)	Post-oral contraception
Sarcoidosis	Thyrottpin-releasing hormone administration
Trauma to stalk	Tuberculosis
Metabolic dysfunction	
Ectopic production(hypernephroma, bronchogenic sarcoma)	Hepatic cirrhosis
Renal failure	Starvation refeeding
Drug conditions	
α Methyldopa	Antidepressants(amoxapine, imipramine, amitriptyline)
Cimetidine	Dopamine antagonists(phenothiazines, thioxanthenes, butyrophenone, Diphenylbutylpiperidine, dibenzoxazepine, dihydroindolone, procainamide, Metaclopramide)
Estrogen therapy	Opiates
Reserpine	Sulpiride
Verapamil	

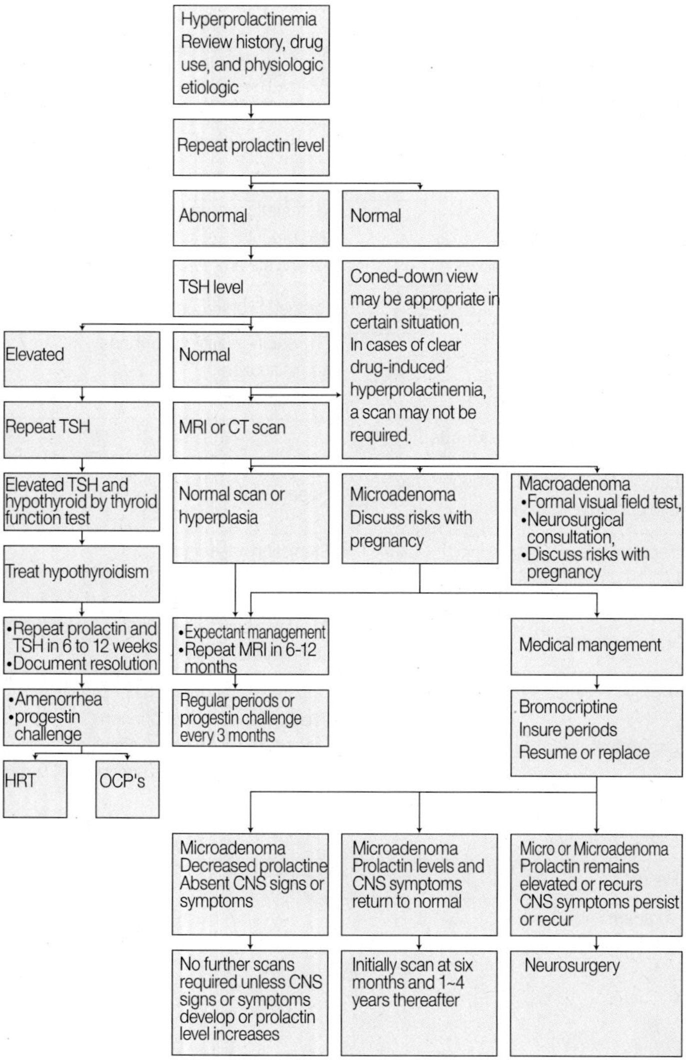

그림 7-1 고 유즙분비호르몬 혈증에서 필요한 추가검사

ㄴ) 거대선종macroadenoma : 1 cm 초과)

- 임신을 원하지 않는 환자라면 bromocriptine으로 치료한다.
- 임신을 원하는 환자라면 macroadenoma는 임신중 커져 증상을 일으킬 가능성이 있기 때문에 방사선이나 수술로 치료도 생각해 볼 수 있다.

나. 약물에 의한 경우

약물을 바꾸거나 골다공증을 예방하기 위해 피임약을 처방한다.

다. 갑상선 저하증이 원인인 경우

원인을 먼저 치료한다.

(2) 고 유즙분비호르몬의 약물치료

가장 흔하게 사용되는 약제는 bromocriptine 이다.

가. 사용방법

프로락틴을 체크하면서 정상범위 될까지 증량하는데, 되도록이면 최소한의 용량을 사용한다.

- 첫주 1.25 mg(1/2 T) 저녁에
- 둘째주 아침 저녁 1.25 mg씩 하루에 두번
- 셋째주 아침 1.25 mg + 저녁 2.5 mg
- 넷째주 아침 2.5 mg + 저녁 2.5 mg

보통 유즙분비 호르몬이 100ng/ml미만인 경우 두번째 단계(아침 저녁 1.25 mg씩 하루에 두번)에서 조절되는 경우가 대부분이다. 약물은 복용 11~14시간이면 혈중에서 제거되기 때문에 적어도 하루에 두번 이상 복용하여야 한다.

나. 부작용

오심, 구토, 두통, 어지러움증, 피곤함, 비 충혈, 변비, 감정변화, 기면, auditory hallucination, delusional idea 등이 나타날 수 있다.

용량을 단계적으로 사용하면서 부작용을 관찰하여야 한다.

(3) 유즙분비호르몬을 낮추는 치료기간

가. 정상 농도가 유지되면 약 2~5년 후에 중단할 수 있다.

나. 치료 중단 후 검사

- 3개월마다 유즙분비호르몬 수치를 검사한다.
- 1년에 한번 MRI로 확인한다.

다. 주의점

- 재발가능성이 있다.
- 특히 거대선종의 경우 치료 중단 후 갑작스럽게 빠른 속도로 종양이 자랄 수 있다.
- 환자에게 설명을 충분히 한 후 중단해야 한다.

4) 고 유즙분비호르몬혈증의 예후

(1) 유즙분비호르몬의 재발 가능성

1 cm 이상의 macroadenoma인 경우에는 치료 중단 후 약 60%에서 재발하기 때문에 장기간의 치료가 불가피하며 중단을 하는 경우 환자에 대한 충분한 설명이 필요하다.

(2) 고유즙분비호르몬혈증과 유방암의관계

동물모델에서는 고유즙분비호르몬혈증이 유방암과 관련있다는 보고들이 있지만 사람에서는 둘의 관계가 불확실하다.

5) 고 유즙분비호르몬 혈증과 임신

(1) 유즙분비호르몬이 높으면, 임신이나 수유에 지장이 있습니까?

- 무월경이나 불임이 생길 수 있다.
- 고 유즙분비호르몬은 시상하부(Hypothalamic level)에서 GnRH의 박동성 분비를 저해하여 난자의 배란을 방해한다.
- 임신 중 bromocriptine은 태아에게 악영향이 없는 것으로 알려져있으며 수유에도 문제가 없는 것으로 되어있다.

(2) 프로락틴 종양이 있는 여성의 임신

- 거대선종이 있는 상태에서 임신을 하면 크기가 커져 15~30% 정도가 두통이나 시야장애가 나타나게 되기 때문에 임신전 완치(수술, 방사선)를 하는 것이 추천된다.
- 미세선종이 있는 경우, 생리를 규칙적으로 한다면 약물 치료 중 자연임신이 가능하다.

(3) 프로락틴 종양이 있는 여성이 임신 한 경우의 관리

- 임신 중에 크기가 커져 증상을 나타낼 수 있기 때문에 임신 전반에 걸쳐 두통이나 시야장애가 있는지 관찰해야 한다.
- 임신 중에는 원래 수치가 높아지기 때문에 유즙분비호르몬 농도를 주기적으로 측정하는 것은 도움을 주지 못한다.

(4) 유즙분비호르몬을 낮추는 약은 임신이나 수유 시 계속 먹어야 합니까?

증상이 있는 환자에서는 임신이나 수유와 관계없이 복용하여야 하며 약에 의한 임신과 수유에 영향을 주지는 않는 것으로 되어있다.

2. 갑상선 질환(Thyroid disorders)

1) 여성과 갑상선

(1) 여성에서 흔한 갑상선 질환의 종류

가장 흔한 갑상선 질환은 자가면역 갑상선질환(Autoimmune thyroid disease)으로 갑상선 항진증을 보이는 그레이브스병(Graves' disease)과 갑상선저하증을 보이는 하시모토병(Hashimoto's thyroiditis), 분만 후 갑상선 질환(post partum thyroid dysfunction)이 있다.

(2) 여성에서 갑상선 질환이 흔한 이유

여성이 남성보다 10배 정도 많은데 이유는 아직 명확하지 않다.

여성에서 자가면역 질환이 더 잘 생기기 때문에 이와 연관된 갑상선

표 7-2 갑상선 호르몬의 정상 소견

Test	Typical normal range	Use
TSH	0.4-5.0 mU/L	Best initial test to determine biochemical thyroid status in healthy patients
Total T_4	4-12 μg/dl	Measures bound and free hormone in serum
T_4 or T_3-resin uptake	25-35%	Estimate of the serum-protein binding sites
Thyroid hormone binding ratio(THBR)	0.8-1.15	Estimate of the serum-protein binding sites
Free T_4 Index(FTI)	1-4– if use resin uptake 4-12– if use THBR	Estimate of free T_4 concentrations
Free T_4, equilibrium dialysis method	0.7-2.1 ng/dl	Gold standard for measurement of free T_4 concentrations, expensive, time-consuming to measure
Free T_4, analog method	0.7-1.85 ng/dl	Direct measurement of free T_4 concentrations, may not be more reliable than FTI
Total T_3	75-180 ng/dl	Second-line test, measures bound and free hormone in serum
Free T_3, analog method	200-400 pg/dl	No advantage over total T_3
Reverse T_3	95-350 pg/ml	Inactive T_4 metabolite, rarely clinically indicated
Thyroid antibodies (anti-Tg, anti-TPO)	Negative	Second-line test, determines presence of autoimmune thyroid disease
Thyroglobulin	0-55 ng/ml	Second-line test, intrinsic thyroid protein, useful as a marker for differentiated thyroid cancer

표 7-3 갑상선 호르몬의 정상 소견

TSH	T_4	T_3	Interpretation
High	Normal	Normal	Mild(subclinical) hypothyroidism
High	Low	Low or normal	Hypothyroidism
Low	Normal	Normal	Mild(subclinical) hypothyroidism
Low	High or normal	High or normal	Hypothyroidism
Low	Low or normal	Low or normal	Rare pituitary(secondary) hypothyroidism

질환이 많다는 가설과 여성호르몬이 면역시스템에 영향을 주기 때문이라는 가설이 있다.

2) 갑상선 질환의 진단

(1) 갑상선 호르몬의 정상 소견(표 7-2, 7-3)

(2) 갑상선 질환이 있을 때 증상

가. 갑상선 항진증

- 대표 질환 : 그레이브스병 (Graves' disease)
- 증상 : 눈돌출증(Exophthalmos), 갑상선비대증, 갑상선 항진증, 더위를 잘 느끼고, 예민, 과민, 심박동수 증가, 손떨림, 체중감소, 하체의 부종

나. 갑상선 저하증

- 대표 질환 : 하시모토병 (Hashimoto's thyroiditis)
- 증상 : 갑상선비대증, 갑상선 저하증, 추위를 쉽게 느끼고, 변비, 건조한 피부, 눈주변에 카로틴(carotene) 침착, 피로, 탈모, 체중증가, 생리 불순, 느린 말투, 저음의 목소리

(3) 갑상선 이상이 의심되는 경우의 검사

- Free T_4 (0.8~2.0ng/Dl) : TBG에 영향을 받지 않는다.

- Total T_4 : TBG와 결합된 형태와 결합되지 않은 형태를 둘다 포함한다.
- TSH : 갑상선 기능검사중 가장 민감한 검사라고 할 수 있다. TSH는 체내 뇌하수체의 T_4 노출을 직접보여주는 측정치이다. T_4의 작은 변화에도 매우 민감하게 TSH가 변동하는데, 전신질환, 약물, 정신적인 문제에서도 TSH가 일시적으로 변동 가능하다.
- Radioactive Iodine Uptake : 갑상선은 신체에서 요오드(Iodine)을 사용하는 유일한 기관이다. 이 검사로 갑상선의 전체적 활성도와 국소적인 활성을 볼 수 있다.
- Free Thyroxine Index(FTI): Total T_4와 T_3 resin uptake를 이용하여 계산하는데 이는 free T_4로 대신 할 수 있다.
- Total T_3 and Reverse T_3 : 특별한 경우에 사용할 수있으며 보통의 기본 검사에서는 큰 의미가 없다.

(4) 갑상선 항진증이 있는 경우의 검사

가. 혈액 검사

- TSH, T_3, T_4를 검사한다.

나. 영상학적 검사

- 갑상선 방사선동위원소 검사(radioactive iodine thyroid uptake sacn)
- 갑상선 초음파 : 결절(nodule)의 여부를 확인한다.

(5) 갑상선 저하증이 있는 경우의 검사

가. 혈액검사

- TSH검사가 가장 중요하다.
- 갑상선 저하증이 있으면서 TSH가 정상이거나 낮다면 원인이 뇌하수체이거나 시상하부에 원인이 있는 것이며, TSH가 높다면 갑상선에 문제가 있는 것이다.
- 자가항체 검사
- 갑상선 저하증의 가장 많은 원인은 하시모토병(Hashimoto'

s thyroiditis)이며 이는 림프샘종모양갑상샘종(lymphadenoid goiter)로도 불리우며 자가면역질환이다. Antithyroglobulin 항체와 antithyroid peroxidase 항체를 검사한다.

- 빈혈검사
- 12%환자에서는 vit B_{12}가 감소하여 악성빈혈(pernicious anemia)가 생긴다.
- 콜레스테롤검사
- 갑상선 저하증 자체로 인하여 cholesterol 수치가 높아진다.

나. 영상학적 검사

- 갑상선 초음파를 실시한다.

3) 갑상선 질환과 골다공증

(1) 갑상선 질환이 골 대사에 미치는 영향

- 파골성 골흡수(osteoclastic bone resorption)를 자극한다.
- 장의 칼슘 흡수를 저해한다.
- 소변으로의 칼슘 배출을 증가시킨다.
- 비타민 D 작용 방해한다.
- 칼시토닌(calcitonin) 감소 시킨다.
- 부갑상선호르몬에 영향을 준다.

※ 갑상선 항진증이 있는 경우에는 골재형성(bone remodeling)이 가속화되는데 골형성(bone formation)은 증가되지 않아서 점차적인 골밀도 감소로 골다공증을 유발한다.

(2) 갑상선 질환이 있는 여성의 골다공증 예방

갑상선 항진증이 있거나 갑상선 저하증이 있어 갑상선호르몬제를 복용하는 사람은 골밀도 검사를 꼭 해야한다. 폐경 전에는 에스트로젠의 보호작용으로 골다공증이 나타나지는 않지만 폐경 후에는 골다공증이 급속도로 진행하여 의한 골절이 보통보다 빨리 발생하는 것으로 되어있다. 그

렇기 때문에 갑상선 호르몬제의 복용시에도 TSH를 측정하여 필요 이상의 용량을 복용하지 않도록 주의해야하며, 폐경시에는 호르몬요법, 운동, bisphosphonate를 투여하여야 한다.

4) 갑상선과 임신

(1) 갑상선 항진증이 있는 경우의 임신과 수유(표 7-4)

갑상선 기능 항진증의 조절 정도에 따라서 임신의 예후가 달라진다.

임신중독증, 산모의 심질환, 태아의 발육부전이나 태아사망, 조산이 증가한다.

(2) 임신 중 갑상선 항진증의 치료

가. 태아의 갑상선 크기를 확인한다.

갑상선 항진증으로 산모가 약제를 복용 중인 경우, 태아의 갑상선 용적을 추적관찰하여 용적이 커지면 산모에게 투여중인 약물의 농도를

표 7-4 Pregnancy Outcomes in 239 Women with Overt Thyrotoxicosis

Factor	Treated and Euthyroid (n=149)	Uncontrolled Thyrotoxicosis (n=90)
Maternal Outcome		
Preeclampsia	17 (11%)	15 (17%)
Heart failure	1	7 (8%)
Death	0	1
Perinatal Outcome		
Preterm delivery	12 (8%)	29 (32%)
Growth restriction	11 (7%)	15 (17%)
Stillborn	0/59	6/33 (18%)
Thyrotoxicosis	1	2
Hypothyroid	4	0
Goiter	2	0

줄여야 한다.

나. 분만 후 신생아 갑상선 검사를 실시한다.

산모가 갑상선 자가항체를 가지고 있는 경우, 태반을 통과하여 신생아에게 유입 될 수 있다. 그러므로 산모의 갑상선 자가면역항체가 없어질 때까지 생후 몇일동안 관찰 기간이 필요하며 그후 신생아의 갑상선 기능검사를 실시한다.

다. 산모의 약물 치료를 지속한다.

- 임신중에는 치료 약제는 PTU를 사용한다. PTU의 장점은 다음과 같다. 태반으로의 이행이 적어 태아에 주는 영향이 적다.
- 모유로의 이행도 적다.(모유농도 : 산모혈중농도=0.67)
- 모유수유시에 사용이 가능하다.

그러나 신생아의 갑상선기능에 영향을 줄 가능성이 있기 때문에 출생 2~4주 정도에 출생아의 갑상선기능검사가 필요하다.

(3) 갑상선 항진증이 있는 경우, 임신 후 주의사항

- 약물요법은 PTU를 사용한다.
- 방사선 동위원소를 이용한 치료는 금기이다.
- 임신시에 산모가 임의로 치료를 중단하면 안된다.(갑상선호르몬이 심근영향을 주어 심부전이 올 수 있다. 특히 임신중독증, 감염, 빈혈 등이 동반될 때 호발하므로 주의를 요한다.)
- 임신시의 갑상선 기능검사는 free T_4와 TSH로 시행한다.
- 전체 T_4는 임신 중 정상적으로 증가하기 때문에 의미가 없는 검사이다.

(4) 갑상선 저하증이 있는 경우의 임신과 수유(표 7-5)

- 임신 시 임신중독증, 자궁내 발육지연, 태아곤란증 등이 증가하며 그 밖에임신 초기에 자연유산율이 증가한다.
- 분만 후 갑상선 저하증 산모에서 태어난 아이들은 장기적으로 지능의 저하가 온다.

표 7-5 Pregnancy Complications in 112 Women with Hypothyroidism

Complications	Hypothyroidism(%)
	Overt(n = 49)
Preeclampsia	31
Abruptio placentae	8
Cardiac dysfunction	3
Birthweight less than 2000 g[a]	31
Stillbirths	8

[a] Preterm or term delivery were the only outcomes reported by Abalovich and colleagues(2002).
[b] One infant died from syphills.
Modified from Abalovich(2002), Davis(1998), and Leung(1993), and all their associates.

- 갑상선 저하증에 사용되는 levothyroxine은 모유로 이행되지만 그 양이 미미하여 아기에게 영향을 주지 않으며 모유수유에는 문제가 없다.

(5) 갑상선 저하증이 있는 경우, 임신 후 주의사항

가. 갑상선 기능을 추적검사

임신으로 인하여 필요한 갑상선 호르몬 양은 임신이 진행하면 할수록 증가한다. 때문에 한달에 한번씩 갑상선 기능검사를 실시하여 TSH가 정상 범위에 있는지 관찰하며, 만일 증가하여 있다면 약물 농도를 증량하여야 한다.

나. 분만 후 주의사항

출산 후에는 다시 필요한 갑상선 호르몬 양이 감소하기 때문에 TSH가 정상범위에 들도록 약물을 재조정하여야 한다.

(6) 갑상선 저하증에 복용하는 갑상선약은 임신이나 수유 시 계속 복용해

Levothyroxine은 미국 FDA에서 Categry A로 정해져 있는 약으로, 현재까지 전 임신 기간 동안 태아에 해로운 효과를 보인 것은 증명되지 않고 있다. 필요하다면 임신 중 갑상선약은 반드시 복용해야 한다.

이 약이 모유로 이행되기는 하지만 그 양이 미미하여 치료목적으로 사용되는 용량의 약 10% 정도라고 보고 있으며 이는 아기에게 영향을 주지 않을 정도의 양으로 모유수유에는 문제가 없다.

(7) 임산부의 갑상선 질환이 태아에게 유발할 수 있는 문제

갑상선 기능항진증의 대표적인 질환인 Graves' disese는 자가면역질환으로 태아에게 갑상선을 자극하는 자가면역항체가 태반을 통하여 유입될 수 있으며 태아에 생긴 갑상선 항진증은 산모를 치료함으로 치료할 수 있다.

갑상선 기능저하증은 태어난 아이에게 지능 저하를 일으킬 수 있다.

5) 분만 후 갑상선 질환

(1) 분만 후 갑상선 질환의 발생을 의심할 수 있는 소견

환자가 호소하는 증상은 피로와 빈맥, 우울증, 건망증 등 증상이 모호하여 진단이 어렵다. 갑상선 비대증이 보이는 경우는 꼭 검사를 실시하여야 하며 다음의 경우에서 위험도가 증가하기 때문에 검사해야 한다.

- 임신시 혹은 산후에 antimicrosomal 항체가 확인된 경우
- 갑상선 질환의 가족력, 자가 면역질환의 가족력이 있는 경우
- 과거 임신때 산후에 갑상선 질환의 과거력이 있는 경우
- Iodine 결핍
- Type I DM
- Throid peroxidase 항체(antibody)가 있는 경우

(2) 분만 후 갑상선질환의 진단

분만 후 갑상선질환이란, 분만 후 1년 이내에 일시적으로 갑상선 항진증, 저하증이 나타나거나 이 두 가지가 수차적으로 나타나는 증후군을 의미한다.

주로 3~6개월 사이에 나타나는 경우가 많다. 고위험 산모나 의심되는 증상을 호소하는 환자들에게 갑상선 기능 검사를 실시하여 진단한다.

(3) 분만 후 갑상선질환의 치료

가. 분만 후 갑상선 항진증

- 대부분 분만 후 1~4개월째 발생한다.
- 갑상선이 파괴되면서 기존에 만들어진 호르몬이 방출되는 것이기 때문에 생성을 억제하는 PTU나 methimazole은 효과가 없다.
- 증상이 없다면 특별치료없이 경과 관찰하며, 만일 증상이 심할 경우 beta adrenergic blocker를 사용하여 증상을 완화시켜준다.
- 분만 후 기능 항진증이였던 산모의 약 30%는 기능 저항증으로 이행된다.

나. 분만 후 갑상선 저하증

- 분만 후 4~8개월에 발생한다.
- 갑상선 호르몬제를 투여하고 6~12개월 후에 점차적으로 용량을 감소하며 중단해 보고 갑상선 기능검사를 통하여 회복여부를 판단해본다.
- 30%의 저하증 환자는 평생 치료를 받아야 하며, 70%는 저절로 회복된다.
- 회복된 후에도 매년 갑상선 기능검사를 시행한다.
- 일단 회복된 후에도 약 20%는 향 후 재발한다.

(4) 분만 후 갑상선 질환은 다음 임신 시 재발여부

분만 후 갑상선 질환은 태아 조직(fetal microchimerism)이 산모의 갑상선에 존재하고 있다가 산모의 면역체계를 자극하여 발생한다는 가설이 있다. 분만 후 갑상선 질환은 다음번 임신에서 재발하는 경우가 흔하며 이런 경우에는 갑상선기능저하증으로 될 가능성이 높다.

| 참고문헌 |

1. Ciccarelli E, Camanni F. Diagnosis and drug therapy of prolactinoma. Drugs. 1996;51:954-965.

Catholic University of Korea 임상진료지침

08 폐경 Menopause

Obstetrics & Gynecology

1. 폐경과 호르몬 변화

1) 호르몬 변화

(1) 폐경 후 호르몬 변화

지속적인 난포자극호르몬의 혈중 농도의 증가가 가장 큰 특징이다.

이는 난포소실로 인해 에스트로겐과 인히빈이 감소하면서, 음성 되먹이기 기전이 일부 작용하여 발생하는 것으로 알려져 있다.

증가된 FSH는 난포성장을 가속화시켜 에스트로겐은 오히려 폐경 직전까지 증가되는 양상을 보이게 되며, 증가된 FSH에 의해 월경 주기의 변동이 오고 생식샘자극호르몬에 대한 난포의 저항이 커지는 현상이 나타나 무배란주기가 흔히 동반된다.

(2) 폐경 전후 테스토스테론의 대사변화

가. 폐경 직 후 난소는 주로 안드로스테네디온과 테스토스테론을 분비한다.

폐경 후 안드로스테네디온의 농도는 폐경 전의 약 절반 정도이며 이러한 폐경 후 안드로스테네디온은 난소에서 분비되는 주요한 스테로이드이지만 대부분은 부신으로부터 유래되며 소량만이 난소에서 분비된다. DHEA 와 DHEAS는 부신에서 분비되는데 나이가 들수록 급

격히 감소한다.

나. 폐경 후 테스토스테론의 생성은 폐경 전보다 약 25% 정도 감소한다. 난소에서는 적어도 폐경 후 첫 1년 동안에는 폐경 전보다 더 많은 테스토스테론을 분비한다. 난포와 에스트로겐의 소실과 함께 생식샘자극호르몬의 상승은 난소의 잔여 조직으로부터 테스토스테론의 분비를 증가시킨다. 하지만 폐경 후에 생성된 테스토스테론의 총량은 이전보다 감소하며 그 주된 기원인 안드로스테네디온의 말초 전환이 감소하기 때문이다.

폐경 후 수년이 지나면 안드로겐은 대부분 부신으로부터 기원한다.

(3) 폐경 후 에스트로겐 대사의 변화

가. 난소의 에스트로겐 분비양은 뚜렷이 감소한다.

폐경 후 혈중 에스트라디올은 약 10~20pg/mL이다. 대부분은 에스트론의 말초전환으로부터 유도되며 에스트론은 주로 안드로스테네디온의 말초전환으로부터 기원한다. 안드로겐/에스트로겐 비는 에스트로겐의 더욱 뚜렷한 감소 때문에 폐경 후 급격하게 변한다. 경미한 다모증이 흔하게 나타나며 이는 성호르몬비의 뚜렷한 변화를 반영한다.

나. 말초에서 전환되어 생기는 에스트로겐의 양은 증가한다.

난소에서 에스트로겐의 생성은 폐경이 지나면 멈추게 되지만 폐경 후 여성에서 에스트로겐 농도는 안드로스테네디온과 테스토스테론이 에스트로겐으로 전환되므로 어느 정도 유지될 수 있다. 이러한 에스트로겐의 임상적 영향은 개인차가 있으며, 이는 많은 요인으로 인해 변화되는 난소 외 생성의 정도에 따라 달라진다. 안드로스테네디온이 에스트로겐으로 전환되는 정도는 체중과 연관되어 체중이 증가하면 전환이 많이 되는데 이는 아마도 안드로겐의 방향화 능력 때문일 것이다.

2) 폐경 후 신체적 변화

(1) 폐경 후 호르몬 변화로 인한 신체증상

폐경 후 혈중 에스트로겐 수준은 피하지방이나 근육, 생활 습관이나 스트레스 등, 개인에 따라 차이는 있지만 대부분의 폐경 여성들은 호르몬 변화로 인한 증상을 경험한다. 증상이 나타나는 시기에 따라 급성, 아급성, 만성 증상으로 분류할 수 있다(표 8-1).

표 8-1 신체증상의 분류

급성	안면홍조, 발한, 불면증, 전신통 불안감, 초조, 근심, 기억력감퇴, 우울증
아급성	비뇨생식기 위축, 성교통, 성욕감퇴, 피부노화
만성	심혈관질환, 골다공증, 알쯔하이머병

2. 폐경기의 치료

1) 폐경기 호르몬 요법

(1) 호르몬 요법의 적응증

가. 폐경증상의 완화

호르몬 요법은 폐경 증상들(혈관 운동 증상, 수면 장애, 비뇨 생식기 위축 증상)에 대한 가장 효과적인 일차적인 치료법이다. 호르몬 요법은 폐경 증상들을 완화시킴으로 전반적인 삶의 질을 향상시킬 수 있다.

나. 골다공증의 예방 및 치료

골절위험이 증가된 특히 60세 이하의 폐경 여성이나 조기폐경 여성에서 적절한 1차 선택제이다.

(2) 호르몬요법의 기대 효과

가. 급성폐경기 증상의 완화

혈관운동성 증상과 비뇨 생식계 증상에 가장 효과적이며, 폐경과 연관된 증상들(감정의 변화, 수면장애, 성기능 장애, 관절통, 근육통) 도 호전을 보인다.

나. 골 손실의 예방 및 치료

다. 삶의 질 향상

- 성기능과 삶의 질 향상시킨다.
- 각종 질환에 대한 효과
- 심혈관 보호효과 : 60세 이하 심혈관 질환이 없는 초기 폐경 여성에서 사용하기 시작하여 장기간 사용 시
- 고혈압과 당뇨병의 위험성 감소
- 지질대사와 대사증후군 호전
- 결체조직, 피부, 관절에 대한 보호효과
- 대장암의 발생율 감소
- 알츠하이머씨 병의 감소(폐경 초기 사용시)

2) 호르몬 요법의 종류

(1) 호르몬 요법에 사용되는 호르몬의 종류

- 여성호르몬(단독 요법 혹은 황체호르몬과 병합)
- 티볼론(tibolone)
- 남성호르몬(androgen)
- 에스트로겐 수용체 조절제(selective estrogen receptor modulator)

(2) 호르몬 선택에 영향을 주는 요인

환자의 주증상, 예방하고자 하는 목적, 개인력, 가족력, 최근 임상실험의 결과 및 환자의 취향, 선호도에 따라 호르몬을 선택하게 된다. 또한 호르몬 제재의 종류, 투여경로, 부작용, 이점 등을 고려하여 환자 개인마다 맞춤형 처방을 하여야 한다.

(3) 호르몬의 종류에 따른 장단점과 부작용

가. 에스트로겐

ㄱ) 기능

폐경 후 증상 개선이나 골밀도의 향상, 골절 예방 등의 효과는 에스트로겐을 사용함으로써 얻을 수 있는 효과이다.

ㄴ) 부작용

현기, 두통, 우울, 편두통, 오심, 췌장염, 담낭염, 담결석, 담낭질환, 담즙정체성 황달, 복부팽만감, 체중증가, 체내 수분 저류, 부종, 고혈압, 정맥혈전색전증, 폐혈전색전증, 혈중중성지방 및 인지질 증가, 혈액응고경향 증가(혈소판 응집 증가, 혈소판수 증가, 혈액응고인자 증가), 다형홍반, 결절홍반, 출혈성 발진, 다모, 탈모, 유방확대, 유방통증, 성욕변화, 갑상선결합단백질 및 T4 증가, 당내성 부전, 고칼슘혈증, 자궁내막암의 위험성 증가가 있다.

나. 프로게스토겐

가) 기능

프로게스토겐은 자궁내막증식증이나 자궁내막암으로부터 자궁내막 보호하여 준다.

나) 부작용

프로게스토겐의 흔한 부작용은 유방압통, 복부팽만감, 우울증이 있으며, 유방통을 제외하고는 프로게스토겐의 용량에 비례한다. 유방통은 norethindrone이나 norethindrone acetate를 사용하는 경우에는 유방통이 적다.

그 외에도 점상출혈, 무월경, 부종, 체중변화, 자궁경부 미란 및 경부 분비물 변화, 담즙분비 정지성 황달, 알러지성 발진, 우울, 약시, 현기증, 불면증, 불안, 두통, 피로, 감정변화, 구토, 혈압, 심근통호흡곤란, 협심증, 기관지염, 흉통, 기침, 빈혈, 탈모증, 당, 근육통, 관절염, 위장염, 직장출혈, 간염(가역적), 고혈압, 근강직, 저혈압, 백

대하, 림프절종대, 폐렴, 졸음, 실신, 질건조, 부종이 올 수 있다.

다. 안드로겐

가) 기능

안드로겐은 정신건강에 도움을 주며 성욕을 증진시켜 준다.

나) 부작용

남성화의 특징인 여드름, 대머리, 다모증이 나타날 수 있으며, 체내 지질 대사 장애 및 자궁내막증식증, 유방암의 위험성을 높일 수 있다.

라. SERM

가) 티볼론

안면홍조나 질건조증과 같은 폐경증상을 개선시켜 주고 성기능을 향상시켜 주고, 골밀도도 호전시켜 준다. 또한 자궁내막이나 유방조직에도 영향를 미치지 않으며, 혈관 색전증을 높이지도 않는다. 하지만 심장보호효과가 확실하지 않으며, 사용 시 파탄성 출혈이 있으며 6개월간 사용 시 90%에서 무월경이 올 수 있다.

나) 기타 에스트로겐 수용체 조절제(selective estrogen receptor modulator)

: 랄록시펜

뼈와 지질대사에 보호효과를 보이고, 자궁내막에 영향이 없다. 또한 유방암의 위험인자가 있는 폐경기 여성의 경우, 에스트로겐 수용체 양성인 침습적 유방암에 보호 효과가 있다. 하지만 정맥혈전증의 위험을 올리고 안면홍조를 악화시킬 수 있으며 인지기능을 호전시키지는 않는다.

3) 호르몬 요법의 투여경로

(1) 호르몬 요법의 투여경로

경구용, 경피용, 질내 삽입용, 피하 이식용, 피부 도포용, 비강내 분무형이 있으며, 프로게스토젠은 경구용, 질내 삽입용이 있다.

(2) 여러 투여경로 별 장단점

가. 경구투여

전신적인 증상을 경감시켜주지만, 간의 영향을 받으며, 오심이나 소화불량 등의 전신적인 부작용이 있으며, 반감기가 짧은 특징을 보인다.

나. 경피투여

경피용은 투여가 쉽고 반감기가 짧으며, 간에 영향을 미치지 않으며, 폐경 증상을 경감시켜주고, 골밀도를 올릴 뿐 아니라 골절률도 줄여주고, 지질대사에도 영향을 안 미치며, 혈전색전증의 위험도 올리지 않으나, 순응도가 낮고 피부에 부작용을 유발할 수 있다.

피부 도포용도 효과는 비슷하나, 피부에 부작용을 유발할 수 있으며, 프로게스토젠을 경구로 복용해야 하는 단점이 있다.

다. 질내 삽입

질내 삽입용은 경구나 경피 처방을 원하지 않으면서, 질 위축증이나 비뇨생식계 증상을 빠르게 호전시키고 비뇨생식계 감염의 재발을 방지하고 싶을 때 일주일에 2~3번, 6~12개월 간 사용 시 효과가 좋다. 또한 전신적인 반응이 없기 때문에 혈관운동성 장애, 골보존 효과, 심혈관 보호작용이 필요한 환자에서는 효과가 적지만, 경구 투여를 할 수 없는 환자에 사용할 수 있다.

저용량 사용 시 프로게스토젠이 필요는 없지만, 초음파로 자궁내막 두께를 주기적으로 살펴보아야 한다.

라. 피하이식

피하 이식용은 비슷한 효과를 보이지만 수술을 받아야 하고, 중간에 멈출 수 없으며, 프로게스토젠을 경구로 복용해야 하는 단점이 있다.

마. 비강분무

비강내 분무형은 혈중농도를 빨리 올릴 수 있지만, 가렵거나 콧물, 재채기 같은 비강내 부작용을 호소하는 경우가 있다.

(3) 투여경로 결정에 영향을 주는 요인

전신증상이 있는지, 오심이나 구토 등의 소화기계 증상이 있는지, 위축성 질염이 있는지, 당뇨병이나 고지혈증, 편두통, 간질이 있는지, 간질환이 있는지, 간을 통한 대사에 지장을 줄 수 있는 sprue, 설사약 상용자인지, 간기능에 영향을 줄 수 있는 약을 먹는지, 과다흡연을 하는지에 따라 호르몬 투여 경로를 정해야 한다.

(4) 호르몬 요법의 투여방법

폐경 후 호르몬 요법은 에스트로겐 단독요법과 에스트로겐-프로게스토겐 병합요법으로 나누어 볼 수 있다.

가. 에스트로겐 단독요법

자궁적출술을 시행받은 사람에서 실시한다.

나. 에스트로겐-프로게스토겐 병합 요법

프로게스토겐은 자궁내막을 보호하는 목적으로 사용된다. 에스트로겐-프로게스토겐 병합요법은 주기적 요법과 지속적 요법이 있다.

다. 주기적 요법

에스트로겐을 한달에 25일 내지 30일간 경구 또는 패취로 투여하고 매달 12~14일간 프로게스토겐을 복용하는 방법으로, 프로게스토겐의 사용 시 80~90%에서 프로게스토겐 소퇴성 출혈을 보인다.

라. 지속적 요법

지속적 요법은 질출혈이 주기적으로 일어나는 것을 꺼리는 환자들에게 사용할 수 있으며, 에스트로겐과 프로게스토겐이 병합된 제재를 투여한다. 그러나 투여 후 첫 6개월 내에는 출혈이 일어날 수 있다.

3~6개월마다 주기적으로 프로게스토겐을 투여하는 장주기 요법(long cycle regimen)의 안정성은 충분히 확립되어 있지 않으며, 프로게스틴을 함유한 자궁 내 삽입 장치와 초저용량의 에스트로겐 치료의 장기간 안정성을 뒷받침 할 만한 자료가 충분하지 않다.

(5) 호르몬 투여방법은 어떤 것을 고려하여 결정해야 합니까?

자궁적출술을 시행받은 환자에서는 에스트로겐 단독요법, 자궁이 있는 환자에서는 에스트로겐-프로게스토겐 복합 요법을 사용하며, 주기적인 질출혈을 원하는 여성에선 에스트로겐-프로게스토겐 주기적 요법을, 질출혈을 원하지 않고 폐경된 지 기간이 꽤 경과된 환자를 대상으로는 에스트로겐-프로게스토겐 지속적 요법을 사용한다.

※ 자궁을 적출하였으나 프로게스토겐을 사용해야 하는 경우
- 자궁내막암이나 자궁내막증, 난소의 자궁내막양 종양의 기왕력
- 자궁내막을 일부 남겨두고 자궁적출술을 실시한 경우(supracervical hysterectomy)

4) 호르몬 요법의 금기와 주의사항

(1) 호르몬 요법을 해서는 안 되는 환자

가. 호르몬 대체요법의 절대 금기
- 유방암이나 자궁내막암으로 진단받거나 의심되는 환자
- 진단받지 않은 부정기 질출혈이 있는 환자
- 활동성 혈전색전증 환자
- 활동성 간질환이나 담낭질환자

(2) 호르몬 요법 시 주의해야 할 환자

심장질환자, 편두통, 담낭이나 간질환, 자궁내막암, 혈전색전증의 과거력이 있는 환자에서는 호르몬 요법 시 주의를 기울여야 한다.

5) 호르몬 요법과 질환

(1) 내과적 질환에 따른 호르몬 선택 요령

가. 당뇨

에스트로겐 단독요법, 에스트로겐-프로게스토겐 복합요법, 티볼론

을 사용할 경우 당 대사, 인슐린 저항성, 체내 지질이 향상되나, 경피적 호르몬이나 에스트로겐 수용체 조절제는 효과가 없다.

나. 만성 간질환

골다공증이 가장 문제가 되며, 이때 에스트로겐의 사용이 도움이 된다. 일반적으로 표준용량의 에스트로겐은 간에 크게 영향을 주지 않으며, 치료 시작 후 1달과 6달에 간수치 검사를 해 보는 것이 좋다. 간수치가 높거나 담낭질환이 있는 경우에는 호르몬 요법을 사용하지 않는 것이 좋다.

다. 갑상선 질환

골다공증의 위험이 더 높기 때문에 반드시 호르몬 치료가 필요하다.

라. 기타 질환

(ㄱ) 질환 경과에 좋은 영향을 주는 경우

- 편두통
- 류마티스 관절염
- 쇼그렌 증후군(티볼론 사용시)

(ㄴ) 질환 경과에 나쁜 영향을 줄 수 있는 경우

- 천식
- sydenham 무도병
- 폐근종증
- 급성 간헐성 porphyria
- Trichomonas 질염
- 루푸스 등

(2) 산부인과적 질환의 유무가 호르몬 선택에 주는 영향

가. 난소암

현재까지 호르몬 요법과 난소암과의 관련성에 대한 뚜렷한 증거는 없는 상태이다. 상피성 난소암 환자에서 에스트로겐 요법은 무병생존기간이나 생존률에 영향을 주지 않는다.

나. 자궁내막암

에스트로겐 단독요법은 자궁내막암의 발병을 증가시키며 이는 사용 기간 및 용량에 비례하여 증가한다. 그러나, 지속적 에스트로겐-프로게스토겐 복합요법은 자궁내막암의 빈도를 유의하게 감소시키고 주기적 에스트로겐-프로게스토겐 복합요법은 자궁내막암의 빈도를 증가시키지 않는다. 주기적 에스트로겐-프로게스토겐 복합요법의 경우 매주기당 12~14일의 프로게스토겐 투여가 필요하다.

다. 자궁경부암

호르몬 치료는 자궁경부암의 발병과 관련이 없으며, 이전 자궁경부안을 진단받은 환자에게서도 암의 경과에 영향을 주지 않는다.

라. 자궁근종

에스트로겐-프로게스토겐 복합요법은 자궁근종의 크기를 증가시키며, 이는 주로 고용량의 프로게스토겐 때문이라고 보고되고 있다. 표준용량의 프로게스토겐이나 티볼론, 랄록시펜을 사용할 때에는 자궁근종의 크기가 증가하지 않으며, 자궁육종의 위험성도 증가되지 않는다.

마. 자궁내막증

에스트로겐 단독요법을 사용하거나, 에스트로겐-프로게스토겐 주기적 요법을 사용하는 경우, 자궁내막증을 활성화 시킬 수 있으므로 에스트로겐 - 프로게스토겐의 복합지속요법을 사용하는 것이 권장된다.

(3) 호르몬 요법과 근골격계 질환의 관계

가. 호르몬 요법은 골밀도 감소를 예방 치료한다.

- 에스트로겐 결핍은 골다공증의 가장 중요한 원인이다.
- 호르몬 요법은 폐경 후 골소실을 예방하고 골량의 감소에 의한 골절을 감소시킨다.

나. 젊은 폐경 여성에서 특히 권장된다.

- 호르몬은 골절위험이 증가된 특히 60세 이하의 폐경 여성이나 조기

폐경 여성에서 적절한 1차 선택제이다.

- 60세 이후에서 호르몬요법을 지속하는 것은 용량과 투여방법에 기초한 장기간의 효과를 따져보고 이익이 상회할 때 사용할 수 있으나, 60세 이후의 폐경 여성에서 골절 예방만을 위하여 기존 표준용량의 호르몬요법을 시작하는 것은 권장되지 않는다.

다. 호르몬 요법을 중단해도 골절보호 효과의 일부는 유지된다.

(4) 호르몬 요법과 비뇨기계 질환의 관계

가. 질 건조증, 성교통, 빈뇨, 잔뇨감 등 비뇨생식계 점막 위축에 따른 증상에 효과적이다.

나. 국소적 요법으로 치료가 가능하다.

질 위축에 따른 증상만 있을 때에는 국소적인 저용량 에스트로겐 요법을 권장한다. 국소적 저용량 에스트로겐 요법은 일반적으로 프로게스토겐의 병합투여가 필요 없다.

다. 성기능 장애에 효과가 있다.

호르몬 치료로 폐경 후 성에 대한 만족, 질 분비물의 개선 및 성교통 감소로 성기능 장애를 개선시킬 수 있다.

(5) 호르몬 요법과 위장관 질환의 관계

가. 대장암의 발생율을 감소시킨다.

- 에스트로겐-프로게스토겐 복합요법에서는 대장암의 발생이 감소하나, 에스트로겐 단독요법은 대장암 발생에 영향을 주지 않는다.
- 대장암 예방만을 목적으로 하는 호르몬 요법은 권장되지 않는다.

나. 담낭질환자에서는 사용하지 않는다.

- 경구 호르몬 요법은 담낭 질환의 위험을 증가시키며 사용기간과 용량에 비례하여 그 위험이 증가하므로, 경구 호르몬 요법시 담낭 질환의 발생여부에 대한 세심한 주의가 필요하며 담낭 질환이 있는 여성에서는 비경구적 호르몬 요법을 사용하는 것이 좋다.

(6) 호르몬 요법과 신경과/ 정신과적 질환의 관계

가. 폐경 초기 여성에서 사용 시

폐경 초기 여성, 즉 63세 이하의 폐경 여성에서 호르몬 요법을 사용한 경우, 용량과 비례하여 이차적으로 인지기능의 감소 및 알쯔하이머 병의 예방에 도움을 준다는 보고가 있지만 아직 연구가 더 필요하다.

나. 폐경 초기 이후에 사용 시

65세 이상의 폐경 여성에서 호르몬 요법을 시작할 경우 오히려 인지기능을 악화시키고 치매의 위험을 증가시킬 수 있다.

호르몬 치료는 인지 기능 손상, 알츠하이머 병이나 다른 치매 질환의 예방 또는 치료로 사용 되어서는 안된다.

(7) 호르몬 요법과 피부과적 질환의 관계

에스트로겐은 신체의 여러 부위의 결체조직에 영향을 미친다. 뇌에 영향을 미쳐 알쯔하이머 병을 줄여주고, 경동맥을 포함한 심혈관에 영향을 미치며, 피부의 두께를 얇게 해 주며, 관절과 뼈에도 용향을 미치며 생식기관의 증상도 호전시켜 준다.

호르몬 치료를 한 폐경 후 여성은 관절 붕괴가 더 늦게 일어나서 관절염의 위험이 더 적으며, 진행도 더 늦게 일어난다.

6) 호르몬 요법의 합병증

(1) 호르몬 요법과 유방암의 관계

가. 호르몬 요법을 장기 사용 시 유방암의 발생율이 증가한다.

증가 위험도는 1년에 0.1% 정도로 매우 적다.

나. 에스트로겐 단독요법 사용 시

WHI 연구, NHS 연구, 유럽 연구에서는 에스트로겐 단독요법은 5년~15년까지도 유방암 위험율을 유의하게 증가시키지 않는다고 보고하였다.

다. 에스트로겐-프로게스테론 복합요법 사용시

5년~7년까지 에스트로겐-프로게스토겐 복합요법을 시행하는 것은 유방암의 위험율을 유의하게 증가시키지는 않는다.

라. 유방암 고위험군에서 더 위험하다.

- WHI 연구 대상군의 대부분은 과체중이거나 비만이었다.
- 또한 국내의 유방암 발생빈도 및 양상은 서구의 통계와는 차이가 많아, 그 연구결과를 국내에 그대로 적용하기에는 무리가 있다.

주기적 에스트로겐-프로게스토겐 복합요법과 지속적 에스트로겐-프로게스토겐 복합요법, 에스트로겐의 각각 다른 제형이나 투여 경로가 유방암 위험을 올리는 지는 아직 확실하지 않다. 프로게스토겐의 유형에 따라서 유방암의 위험이 달라질 수 있다.

치료 전의 유방촬영에서의 유방밀도는 유방암의 위험과 상관관계가 있으나, 호르몬 치료로 증가된 유방밀도에 적용해서는 안된다.

(2) 호르몬 요법과 심혈관계 질환의 관계

가. 호르몬 요법의 치료 시기와 연관이 있다.

호르몬 치료는 당뇨병의 위험도를 줄이며, 심혈관질환의 다른 위험인자들, 즉 혈중 지질 변화와 대사성 증후군에 긍정적 효과가 있는 것으로 보고되고 있다. 많은 관찰 연구와 임상 전 연구의 결과는 에스트로겐 단독요법, 에스트로겐-프로게스토겐 복합요법이 심혈관 질환의 위험도를 감소시키나, 대부분의 무작위 실험에서는 그렇지 않다. 이러한 차이는 아마도 호르몬 치료 시작 시기와 관련이 있을 것으로 보인다.

나. 폐경 이행기 혹은 폐경 초기 사용 시

- 심장질환에 대하여 예방 효과가 있다.
- 60세 이전의 건강한 여성에서 호르몬 치료를 시작하면 위험성을 상승시키지 않으며 심혈관질환의 유병률과 사망률을 감소시킨다.

다. 폐경 초기 이후 사용 혹은 고령자에서 사용 시

60세 이후에도 호르몬 요법을 지속시에는 전반적인 득실을 고려하여 결정해야 한다('window of opportunity' 개념으로 설명합니다). 즉, 호르몬 요법은 60세 이하의 건강한 폐경 여성에서 심혈관 질환의 위험도를 감소시키나, 고령 폐경 여성 또는 심혈관 질환이 있는 폐경 여성에서 호르몬 요법 초기에 심혈관 질환, 허혈성 뇌졸중의 위험을 증가시킬 수 있다.

라. 심혈관 질환의 예방 및 치료목적으로 사용해서는 안된다.

마. 고위험군에서는 사용해서는 안된다.

- 정맥 혈전증 환자
- 나이 많은 여성
- 비만

norpregnane을 사용한 경우, 경구 호르몬을 사용하는 여성에서 위험성이 증가하며, 경피적 호르몬을 사용하는 경우, micronized 프로게스토겐을 사용한 경우, pregnane을 사용한 경우, 저용량이나 초저용량을 사용한 경우에는 정맥 혈전증의 위험을 줄일 수 있다.

| 참고문헌 |

1. Couzinet B, Meduri G, Lecce MG, Young J, Brailly S, Loosfelt H, Milgrom E, Schaison G. The postmenopausal ovary is not a major androgen-producing gland. J Clin Endocrinol Metab. 2001;86:5060-5066.
2. Board of the International Menopause Society, Pines A, Sturdee DW, Birkhaöuser MH, Schneider HP, Gambacciani M, Panay N. IMS updated recommendations on postmenopausal hormone therapy. Climacteric. 2007;10:181-194.
3. North American Menopause Society. Estrogen and progestogen use in peri- and postmenopausal women. Menopause. 2007;14:168-182.
4. Taylor HS, Manson JE. Update in hormone therapy use in menopause J Clin Endocrinol Metab. 2011;96:255-264.

Catholic University of Korea 임상진료지침

09 Obstetrics & Gynecology

가족 계획
Family planning

1. 가족 계획 Family planning

1) 피임방법과 선택

(1) 피임방법의 종류

가. 피임방법

- 주기적 금욕법(periodic abstinence)
- 회피법(withdrawal)
- 경구피임약(복합 및 단독프로제스틴)
- 경피 및 경질 스테로이드제
- 장기작용제(임플란트)
- 자궁내장치(IUD)
- 차단법(경부캡, 스펀지, 페사리+살정제, 콘돔)
- 여성피임수술
- 남성피임수술

(2) 피임방법의 선택

가. 내과적 질환이 있는 여성의 경우

내과적 질환에서 문제가 되는 것은 주로 에스트로겐의 혈액응고계 및 지질대사 관련 효과 때문이다. 전신에 투여되는 호르몬제 이외의

방법은 특별한 금기증이 없다.

나. 아직 미혼인 여성의 경우

임신 경험이 없거나 미혼인 여성에서는 영구적이거나 장기간 효과를 나타내는 방법보다는 사용이 편리하고 거부감이 적은 방법이 선호된다. 우선적으로 복합호르몬경구피임약이 추천되며, 이 경우 월경곤란증이나 월경과다를 개선시키는 효과도 기대할 수 있다. 차단법 중에서도 페서리, 경부캡, 여성용콘돔보다는 남성용콘돔이나 살정스펀지가 사용이 용이하며, 금기증을 주의한다면 자궁내장치도 안전하게 사용될 수 있다.

(3) 주기법

가. 주기법이란

주기법Periodic abstinence은 '자연피임법' 또는 '가임기 인식(awareness)' 라고도 불리며, 배란기 전후의 가임시기에 성교를 피하는 방법이다.

나. 주기법의 종류와 사용 방법

(가) 달력법 : 달력을 이용하여 과거의 주기로부터 계산한다.

(나) 점액관찰법(Billings 또는 배란법) : 자신이 직접 경관점액을 관찰하여 월경직후부터 점액이 나타나기까지와 점액이 최고조에 이른 후 4일째까지를 제외한 'dry days'동안에만 부부관계를 갖는다.

(다) 증상-체온법[(가)+(나)]: 금욕기의 첫날을 계산하는데, 두 가지 중 먼저 도달하는 날짜를 정한다. 즉, 지난 6개월간 가장 짧은 월경주기 숫자에서 21을 빼거나 경관점액이 처음 관찰되는 날로 한다. 금욕기의 끝은 기초체온법으로 정하는데, 아침마다 체온을 측정하여 체온상승일로부터 3일 지난 후 성교를 재개한다.

(라) 배란 후 법 : (다)의 변형으로 배란 후에만 부부관계를 갖는 것이다.

다. 주기법의 실패율

평균 20.5% 로써, 각 방법마다 최저 실패율(임신률)은 달력법 9.0%, 배란법 3.0%, 증상-체온법 2.0%, 배란후법 1.0%로 보고되어 있다.

(4) 차단법(barrier method)

가. 차단법이란

정자가 자궁으로 진입하지 못하도록 차단하는 방법이다.

- 남성형 콘돔condom
- 여성형 콘돔female condom
- 살정제/스펀지sponge
- 자궁경부캡cervical cap
- 페사리diaphragm and spermicides

나. 차단법의 실패율(표 9-1)

표 9-1 차단법의 실패율

피임법	분류	최저실패율(%)	평균실패율(%)
Cervical cap	경산부	20	40
	미산부	9	20
Sponge	경산부	20	40
	미산부	9	20
Diaphragm and spermicides		6	12.1
Condom	남성용	3	13.9
	여성용	5	21.0

(5) 경구피임약

가. 경구피임약의 성분

복합경구피임약의 경우 ethinyl estradiol + progestin 이 포함되어 있다. 프로제스틴 단독제제(minipill)를 사용하는 경우도 있다.

나. 피임약의 종류

- 복합경구피임약
- 프로제스틴 단독 피임약
- 주사용 프로제스틴
- 주사용 에스트로젠-프로제스틴 복합제
- 프로제스틴 피하 이식제(임플란트)
- 에스트로젠-프로제스틴 또는 프로제스틴 단독제를 함유한 질내 링

다. 피임약의 종류별 특징

ㄱ) 단주기성(monophasic) : 매일 동량의 ethinyl estradiol, progestin 사용

ㄴ) 이주기성(biphasic): 에스트로겐 용량은 같고 프로게스테론 농도만 앞의 10일 뒤의 11일로 용량을 다르게 하는 것

ㄷ) 삼주기성(triphasic) : 프로게스틴을 7일씩 용량을 다르게 준다 → 따라서 하루 복용을 잊은 경우 다음날 두 개한번에 먹기 의 방법이 어렵다.

라. 피임약의 금기증

ㄱ) 절대적 금기증

가) thrombophlebitis, thromboembolic disorder가 있는 경우 : 정맥류의 경우, 범위가 넓지 않다면 위험인자가 아니다.

나) 간 기능의 심한 장애 : hepatic adenoma, hepatoma, benign liver disease, 과거에 경구피임제나 에스트로겐 함유약을 먹고 간에 종양이 생겼던 경우

다) 유방암, 자궁내막암 기타 에스트로겐 의존성 종양

라) 진단되지 않은 질출혈

마) 임신했거나 임신이 의심되는 경우

ㄴ) 상대적 금기증

가) 편두통

나) 고혈압, 당뇨

다) 천식

라) 경구피임제와 상호작용하는 약의 복용

마) 우울증

바) 정맥류

사) 35세 이상의 흡연자

아) 임신시 intrahepatic cholestasis

자) sickle cell disease

마. 피임약의 실패율

지속적으로 사용하는 경우 복합경구피임약은 연간 0.2~0.3%의 실패율을 나타낸다. 프로제스틴 단독제의 실패율은 0.3~0.4%

바. 피임약의 부작용

- 파탄성 출혈(Breakthrough Bleeding)
- 무월경(Amenorrhea)
- 체중증가(Weight Gain)
- 여드름(Acne)
- 난소낭종(Ovarian Cysts)
- 피임약의 효과에 영향을 주는 약물 (Drugs That Affect Efficacy)
- 약물상호작용(Other Drug Interaction)
- 편두통(Migraine Headaches)
- Speroff 910p

사. 피임약과 암과의 관계

ㄱ) 자궁내막암

경구피임제는 자궁내막암에 대해 보호효과가 있다.

1년 사용시 50% 낮추며, 3년 이상 사용에서 가장 큰 효과가 있다.

복용중단 후 20년까지도 보호효과가 있다.

ㄴ) 난소암

난소암에 대한 보호효과가 경구피임약의 가장 큰 피임 외 잇점의 하나이다. 비사용자에 비해 40% 보호효과가 있다. 3-6개월만 복용한 사람도 효과가 있으며, 중단 후 20년 지나도 차이를 나타낸다. 10년 이상 복용한 사람에서는 최대 80%까지 예방효과가 있다.

난소암의 가족력이 있는 사람이 10년간 경구피임약을 복용하면 가족력이 없는 사람과 동등 또는 이하의 위험도로 낮아진다. BRCA1, BRCA2 변이가 있는 경우에도 동일하다.

ㄷ) 자궁경부암

1년이상 피임약 복용자는 이형증과 0기암 발생위험이 증가한다는 보고가 있으나, 첫 성관계연령, 상대자의 숫자, HPV에의 노출, 차단barrier 피임법(콘돔 등)의 사용, 흡연 등의 혼동요인때문으로 생각되며, 자궁경부암의 발생을 증가시키지는 않는 것으로 보고 있다. 선암(adenocarcinoma)의 발생률은 증가하는 것으로 생각된다.

ㄹ) 간암

연관성이 보고된 사례가 있으나, 대규모 연구에서 관련 없는 것으로 보고되었다.

ㅁ) 유방암

- 35세 미만의 현재 또는 최근 사용자에서 20% 위험률 증가가 보고되었으나 발생이 드문 연령이므로 검진 혼동오류일 가능성이 있다.
- 35~64세 여성에서의 대조군연구에서 피임약과 유방암은 무관
- 과거사용경력(15년까지)은 유방암 발생을 증가시키지 않는다.
- 가족력이 있는 사람, 양성유방질환이 있는 사람에서도 유방암 발생을 증가시키지 않는다.

(6) 응급피임법

가. 응급피임법

성교 후에 사용하는 피임방법. 착상을 방해할 목적으로 경구피임약을 이용하여 피임하는 방법으로 성교 후 72시간 내에 시작해야 한다. Levonorgestrel 0.75 mg을 1시간 간격으로 2회 복용하는 방법이 가장 효과적이다. Levonorgestrel 1.5 mg을 단번에 복용하는 방법도 동일한 효과를 보인다.

나. 노레보정(levonorgestrel 0.75 mg)이 없는 경우, 다른 응급피임법은?

ㄱ) Yuzpe씨 방법

- 경구피임약을 12시간 간격으로 2회 복용한다.
- Ethinyl estradiol용량이 30 ug이 함유된 경우 4알씩 2회, 20 ug이 함유된 제제의 경우 5알씩 2회 복용한다.
- 경구피임약을 사용할 경우 항구토제를 함께 사용한다.

ㄴ) Mifepristone 600 mg 1회복용

메스꺼움, 구토가 훨씬 적고 거의 100%의 성공률을 보인다. 10, 25, 50 mg 등 적은 용량에서도 80% 이상의 성공률은 보였다.

ㄷ) 구리를 포함한 자궁내장치(copper IUD)

배란전 어느시기나, 배란후 5일까지는 유효하며, 0.1% 실패율을 나타낸다.

다. 응급피임법의 부작용

- 메스꺼움, 구토 (경구피임약에 포함된 에스트로젠 성분 때문)
- 두통, 어지러움, 속쓰림, 유방통 등
- 다음 월경 전의 점상 출혈
- 다음 월경시기의 변화, 월경량의 변화

라. 응급피임약을 먹었으나 임신이 된 경우

현재까지 연구예가 많지 않고 대상 숫자가 적으나, levonorgestrel 응급피임법 사용이 실패한 경우라도 주요한 선천성 기형, 산전/후 합병증 등 임신 합병률의 증가는 없다.

(7) 루프

가. 루프(자궁내장치)란

자궁 내에 삽입하여 피임하는 기구로써, 역사적으로 사막을 여행하는 대상들이 낙타의 자궁에 돌을 넣어 피임했다고 한다. 초기의 Grafenberg rings, Ota ring, Brinberg bow 등 역사적으로 보급이 방해되거나 부작용으로 사용률이 낮았으나, 현대의 IUD는 1960~70년대를 거치면서 빠르게 보급되어 오늘에 이르고 있다.

나. 루프의 종류

- 단순(약제 없는) IUD : Lippes loop, Chinese ring(flexible stainless steel ring)
- 구리 IUDs : TCu-200, Multiload-250, TCu-380A, TCu-220C, Nova T, Multiload-375, Chinese SSR with copper wire/indomethacin, V-shaped copper IUD, Sof-T(스위스)
- 호르몬제를 함유한 IUD : LNG-20(Mirena)

다. 루프의 원리

- 배란에 영향을 주지 않으며, 유산작용도 아니다.
- 국소염증반응에 의해 정자통과가 거의 불가능해지고, 착상을 방해한다.
- 구리함유 IUD : 자궁내막에 염증반응이 더 강하게 나타나며, 경부점액의 변화를 유도한다.
- 프로제스틴 IUD(Mirena) : 자궁내막의 탈락막화, 착상방해, 정자의 생존/활동 방해, 경부점액변화

라. 루프의 사용 방법

ㄱ) 시기

- 분만후, 자연유산후, 인공중절후, 월경중 어느때라도 안전하게 삽입 가능하다.

- 자연탈출(expulsion) : 분만 8주이내, 고령, 크기가 큰 플라스틱 IUD 경우에 확률이 높다.
- 분만 후 자궁내감염 확인되면 IUD 삽입금지.
- 1분기(first trimester)유산 직후에 사용가능하나 2분기(seconde trimester)유산 후에는 바로 사용하지 않는다.
- 월경직후 삽입의 장점 : 자궁경부 통과가 쉽고, 삽입관련 출혈이 크게 문제가 안 되며, 임신중이 아니란 것을 확인할 수 있다.
- 제11일 이후 : 탈출률이 낮다.
- 제17일 이후 : 감염률이 낮다.

ㄴ) 예방적 항생제사용

1시간 전 doxycycline 200 mg 또는 azithromycin 500 mg 경구복용한다. 감염위험이 낮은 사람에서는 큰 도움/필요성 없다.

마. 루프를 사용해서는 안 되는 사람

- 금기증
- 임신 또는 임신이 의심되는 경우
- 급성 골반염
- 산욕기 자궁내막염(postpartum endometritis)
- 지난 3개월 내의 인공중절 감염증
- 자궁체부/경부의 종양이 의심되거나 확진된 경우
- 원인이 확인되지 않은 자궁출혈
- 치료되지 않은 급성 자궁경부염
- 이미 삽입된 자궁내장치가 제거되지 않은 상태
- 구리 과민증, 윌슨씨병(Wilson's disease)
- 생식기 방선균증(actinomycosis)
- 자궁 기형, 자궁근종 등의 자궁내강 변형 질환골반염의 과거력
- 진행중인 질염(세균성 질증 포함)
- 다수의 상대자인 경우(multiple sexual partners) - 콘돔 사용을 권장

- 감염에 취약한 상태

바. 루프를 어떤 사람에서 추천

- 당뇨병(혈관질환이 동반된 경우 오히려 좋은 적응증)
- 심판막질환(mitral valve prolapsed 포함)
- 자궁외임신의 과거력(LNG-IUS는 예외)
- 미산부(nulliparous)
- 치료된 자궁경부이형성증
- 무배란으로 인한 월경불순
- 수유
- 부신피질스테로이드 제제 사용자
- 25세 미만

사. 루프의 부작용

ㄱ) 구리 IUD/약제 IUD들은 문제가 발생해 제거한 경우라도 이후 불임률을 높이지 않는다.

ㄴ) 1년내 5~15%의 여성이 자궁출혈, 월경통을 호소하며 IUD를 제거한다. 첫 몇 개월에 흔하므로 NSAIDs 투여로 호전된다.

ㄷ) 월경주기 중간의 점상출혈 (intermenstrual spotting)

ㄹ) 월경량 : 증가량 55%, 1~2일 정도 늘어나며, 전체 사용기간동안 계속된다. 1년 정도로는 상관없으나 장기간 사용하면 철저장량 감소로 이어진다.

ㅁ) Levonorgestrel-IUD의 부작용은 다음과 같다.

- 70% 월경량감소, 30~40%가 2년 이내 무월경, 12년만에 60% 무월경
- 혈중 levonorgestrel의 증가는 미미하므로 여드름, 다모증이 발생한다는 근거는 없다.

ㅂ) MRI : copper IUD 사용자라도 영향 미치지 않으므로, 제거할 필요 없이 촬영할 수 있다.

아. 루프를 하고 있다가 임신이 된 경우

ㄱ) 제거 방법

- 자연유산률이 40~50%이므로 실이 보인다면 루프를 제거한다. 제거한 후 유산률은 30%이다.
- 실이 안보이는 경우 임신유지를 원하면 자궁안쪽으로 제거시도는 하지 않는다.
- 저항 없이 쉽게 빠지거나 1/3분기 내에 탈출된 경우 유산률의 증가는 없다.

ㄴ) 합병증

패혈성 유산(septic abortion) : 과거 Dalkon Shield 때문에 발생한 2/3분기 패혈성 쇽 발생을 우려하여 루프를 가진 채로 임신하면 유산을 권유하였으나, 현재는 그럴 필요가 없다.

- 선천성 기형 : IUD 가지고 임신한 경우라도 증가하지 않는다.
- 조기진통 및 조산 : IUD 있는 상태에서 임신하면 4배로 증가한다.
- 분만 관련 합병증은 Dalkon Shield(현재는 쓰이지 않는 크기가 큰 종류)외에는 문제가 되지 않는다.

자. 루프가 자궁안으로 들어가 버린 경우

ㄱ) 실(string)이 보이지 않는 경우

두개의 면봉이나 Pap smear cytobrush을 자궁경관에 넣어 돌리면 실이 경관 밖으로 나오는 수가 있다.

ㄴ) 그 이상의 처치가 필요한 경우

자궁경부차단술(paracervical block)을 시행하고 NSAID 투여후, 가벼운 플라스틱 자궁 소식자(sound)를 자궁강으로 넣어 보면 탐지되는 경우가 있으며, 통상의 금속제 소식자는 이러한 용도에 적합하지 않다.

ㄷ) 위치가 확인되면 요로결석제거용이나 폴립제거용 forceps을 이용하여 자궁내장치를 제거한다.

차. 루프를 제거하는 경우

- 환자가 제거를 원하는 경우(출혈, 통증, 임신을 원할 때 등)
- 금기증에 나타난 상황이 발생한 경우
- 루프의 수명이 다한 경우(FDA에서 10년까지 허가됨), 미레나 루프의 경우 5년간 효과 유효한 것으로 되어있다.

카. 루프의 교환

루프제거하고 나서 새 루프를 바로 삽입해도 무방하며, 이 경우 예방적 항생제 사용이 권장된다.

|참고문헌|

1. De Santis M, Cavaliere AF, Straface G, Carducci B, Caruso A. Failure of the emergency contraceptive levonorgestrel and the risk of adverse effects in pregnancy and on fetal development: an observational cohort study. Fertil Steril. 2005;84:296-299.
2. American College of Obstetricians and Gynecologists. ACOG Practice Bulletin No. 112: Emergency contraception. Obstet Gynecol. 2010;115:1100-1109.
3. Committee on Gynecologic Practice, American College of Obstetricians and Gynecologists. ACOG Committee Opinion No. 375: Brand versus generic oral contraceptives. Obstet Gynecol. 2007;110:447-448.

Catholic University of Korea 임상진료지침

10 Obstetrics & Gynecology

불임 Infertility

1. 불임 Infertility

1) 불임의 진단

(1) 불임의 정의

일반적으로 1년간 피임하지 않고 부부관계가 있었으나 임신되지 않은 경우 불임으로 진단 한다.

(2) 불임의 원인

불임검사를 시행할 때 이전의 각 배우자의 가임력과 상관 없이 검사를 진행하며, 여성의 복잡한 과정과 원인에 비해 남성은 전체 불임의 1/3 이상을 차지하면서도 간단한 검사로 진단이 가능해 정액검사를 먼저 시행하도록 한다. 또한 남성과 여성의 모든 검사를 시행하여도 원인을 알 수 없는 unexplained infertility의 경우도 10%에서 많게는 30%까지 보고되고 있다.

2) 남성불임

(1) 남성 불임의 검사

가. 정액검사 소견

- Oligozoospermia : 정자수의 감소; 경증-중등도는 500만~2,000만/ml, 중증에서는 ml당 500만 이하

- Asthenozoospermia : 정자운동성의 감소
- Teratozoospermia : 비정형 정자수가 증가
- Oligoasthenoteratozoospermia : 정자에 대한 관측치가 모두 정상 이하인 경우
- Azoospermia : 무정자증
- Aspermia(anejaculation) : 사정불능
- Leucocytospermia : 정액내에 백혈구가 증가
- Necrozoospermia : 살아있거나 운동성있는 정자가 없는 경우

나. 정액검사 시 주의사항

최적 금욕기간은 아직 밝혀져 있지 않으나, 잦은 사정이 정자수 감소와 연관이 있기 때문에 2~3일의 금욕기간이 추천된다.

자위행위로 사정한 정액을 깨끗한 용기에 운반하며, 대개 살정제를 함유하고 있기 때문에 콘돔에 운반하면 안된다. 채취된 정액은 체온 정도에서 유지되어 30분~1시간 이내에 검사실까지 운반되어야 한다.

다. 남성원인의 불임의 경우, 치료방법

ㄱ) 약물치료

남성불임에서 약물치료에 반응할만한 원인은 드물다.

가) Hypogonadotropic hypogonadism : 정확히 진단된다면 약물로 성공적으로 치료가능한 남성불임 중 하나이다.

- 박동성 GnRH 투여
- 성호르몬 투여
- 도파민 투여

나) Eugonadotropic hypogonadism : testolactone, anastrozole 등의 방향화억제제 투여로 정액의 quality 개선된다.

- 중증 희소정자증(mL당 500만개 이하)
- 저테스토스테론(300 ng/dL)
- 테스토스테론(ng/dL)/에스트라디올(pg/dL) 비율 저하 (10 이하)

다) Hypergonadotropic hypogonadism : 치료어려우며, 유전상담필수

라) 역방향사정(retrograde ejaculation) : 교감신경제로 개선된다(Imipramine, pseudoephedrine, ephedrine, phenylpropanolamine).

마) Leukocytospermia : 감염증을 치료(doxycycline, trimethoprim sulfamethoxazole) 한다.

바) 특발성 희소정자증, 정자무력증, 정자기형증: 약물치료가 잘 반응하지 않는다. 경험적으로 남성호르몬, 항여성호르몬, 성선자극호르몬 등을 사용한다.

ㄴ) 인공수정(artificial insemination)

ㄷ) 수술적 치료

- vasovasotomy
- vasoepididymostomy
- 사정관의 경요도절제(transurethral resection of the ejaculatory ducts), 정맥낭종절(varicocele repair)
- 고환고정술(orchiopexy)
- 진동자극 및 전기자극사정(vibratory stimulation and electroejculation)

ㄹ) 인공보조생식술(ART)

- IVF/ICSI
- 부고환정자흡인술(epididymal sperm aspiration)
- 정소내 정자추출(testicular sperm extraction and aspiration)

2) 여성불임

(1) 여성불임의 원인

가. 여성원인의 불임의 원인

- 난소 요인 : 배란기능이상
- 자궁경관 요인 : 정자-점액 상호작용의 이상
- 자궁 요인 : 해부학적 및 기능적 이상(선천성 자궁기형, 자궁근종, 자궁내 유착-Asherman's syndrome, 자궁내막폴립, 만성 자궁내막염)
- 난관요인 : 난관의 폐색과 부속기의 유착

나. 여성불임이 의심되는 경우에 시행하는 검사(검사 순서 및 시기 포함)

ㄱ) 불임의 원인이 되는 각 단계의 요인에 따른 검사를 실시하며, 월경주기에 맞추어 검사한다.

ㄴ) 난소 예비력 검사 : 월경주기 제 3일째 FSH 측정하여 10~15 IU/ml 이상이면 비정상.

ㄷ) 자궁난관조영술(hysterosalpingography) : 월경주기 제 6~11일째 시행. 자궁강과 난관의 이상을 확인할 수 있다.

ㄹ) 배란의 확인

- 체온측정
- LH 소변검사 : 월경주기 11일째부터 측정하며, 처음 검사에 나타난 후 34~36시간, 최고치에 도달한 후 10~12시간 후 배란
- 초음파검사 : LH검사와 비슷한 시기이며, 배란 후까지 확인. 황체화 비파열난포(luteinized unruptured follicle, LUF) 진단에 유용.
- 혈청 프로제스테론 측정 : 월경주기 제 21일~23일째 측정, 3 ng/ml 이상이면 배란을 의미.

ㅁ) 자궁내막검사 및 황체기 부전의 확인 : 월경 25일째 이후 월경전에 실시하나, 더 이상 임상적으로 중요성하지 않다.

ㅂ) 자궁경관 요인 : 성교후 검사(postcoital test) - 근래 유용성 논란

ㅅ) 자궁 요인 : 자궁난관조영술, 경질 초음파검사, 초음파자궁조영술, 자궁경

ㅇ) 난관 요인 : 진단적 복강경, 클라미디아 항체 검사 등

다. 여성 불임의 원인 중 흔한 것은?

배란 장애가 40%, 난관과 골반요인이 40%, 원인불명이 10%, 기타 10%

(2) 배란장애

가. 배란 장애를 의심할 수 있는 요인

- 불규칙, 예측불가, 드문 월경은 병력만으로도 진단.
- 월경주기 중반의 체온상승이 없거나 월경시작전까지 체온이 높게 유지되는 등 혼돈된 기초체온기록
- 프로게스테론이 3 ng/mL 이하

나. 배란장애가 의심되는 경우의진단

- 월경력 : 불규칙한 월경, 희발월경, 무월경의 병력
- 기초체온측정 : 이상성(biphasic)을 상실
- 혈중 프로제스테론 농도 : 월경시작 1주전 측정하여 3ng/mL 이하이면 무배란 ; 박동성분비를 보이므로 한번 측정치에서 10ng/mL 이하일 수 있다.
- 소변의 LH 분비 : LH 키트
- 자궁내막생검과 황체기부전 : 지속적인 무배란으로 인한 자궁내막증식증 및 황체기 부전을 배제
- 경질 초음파를 통해 배란의 간접증거를 관찰

다. 배란장애의 치료방법

원인에 따른 치료를 시행한다.

배란장애의 원인이 되는 기타질환에는 갑상선질환, 고프롤락틴혈증, 부신질환, 뇌하수체종양, 난소종양, 섭식장애(eating disorders), 과도한 체중감량/운동, 다낭성난소증후군, 비만 등이 있으므로 원인에 따라 치료한다. 고프롤락틴혈증, 갑상선기능저하증 등은 먼저 적합한 약물치료를 시행한다. 그 외에는 배란유도를 시행한다.

(3) 난관이상

가. 난관이상이 의심되는 경우의 진단방법

- 자궁난관조영술(hysterosalpingography) : 85~100% 민감도
- 선택적 난관조영술(selective salpingography)
- 난관경(Falloposcopy)
- 조영제를 이용한 초음파자궁조영술(sonohysterography with contrast media)
- 복강경(laparoscopy) 및 색조삽관술(chromotubation)

나. 난관이상이 있는 경우의 치료

- 난관의 성형수술
- 시험관아기시술

다. 난관이상의 수술적 치료

- 근위부 난관 폐쇄
- 원위부 난관 폐쇄
- 난관불임술(tubal sterilization)의 복원

라. 난관이상의 수술 치료 접근 방식 : 개복수술과복강경 수술의 비교

난소-난관의 위치관계 이상을 교정하는 데 두 방법 모두 효과가 있으나, 결과에 지대한 영향을 미치는 수술 후 유착 면에서는 복강경수술이 개복수술보다 우수한 것으로 보고되었다.

마. 난관이상이 있으나 치료가 불가능한 경우

IVF-ET(시험관수정 및 배아이식)을 이용

(4) 자궁이상

가. 불임의 원인이 되는 자궁이상의 종류

- 선천성 자궁기형 : 중복자궁(didelphus), 단각자궁(unicornuated), 중격자궁(septated)
- 자궁내 Diethylstilbestrol 노출 : 선청성 생식기 기형 유발, T자형 자궁
- 후천적 자궁 이상 : 자궁근종(점막하), 자궁내막폴립, 자궁내막유

착(Asherman 증후군)

- 자궁내막의 기능이상 및 황체기 부전

나. 자궁이상의진단

- 자궁난관촬영술(HSG) : 자궁기형의 44%, 자궁내막유착의 75% 진단가능(sensitivity)
- 초음파자궁촬영술(sonohysterography) : 자궁기형 진단에 있어 HSG보다 우수함(90% 민감도)
- 외래 자궁경(office hysteroscopy) : 거의 100%의 자궁내 병변 진단할 수 있다.

다. 자궁이상의 치료

ㄱ) 선천성 자궁기형

자궁격막제거술(septotomy), 자궁성형술(metroplasty)

ㄴ) 자궁근종

수술의 잇점과 합병증을 고려하여 개별화된(individualized) 치료방침을 정한다.

가) 점막하근종의 경우 자궁경을 이용하여 절제 할 수 있다.

크기가 작고 한 개의 자궁내 점막하근종이 있을 경우 예후가 좋다.

나) 장막하, 근종내 근종의 경우 자궁강을 심하게 변형시키거나 내막쪽으로 침범하는 큰 근종이 아니라면 대개 수술이 임신률 향상에 도움이 안 된다.

ㄷ) 자궁내 유착(Asherman 증후군) : 자궁경을 이용한 유착제거술을 시행한다.

ㄹ) 자궁내막 폴립: 폴립제거는 점막하 자궁근종의 절제와 달리 임신률에 영향을 미치지 못하므로 적응증을 신중히 고려한다.

ㅁ) 만성 자궁내막염(chronic endometritis) : 세균성 질증, 점액농성(mucopurulent) 자궁경부염 등의 연장선상의 질환으로 난관까지 영향을 미치는 관련질환으로 생각되며, 감염증을 우선적으로 치

료한다.

라. 치료가 불가능한 자궁이상이 있는 경우의 불임치료

자신의 자궁에 임신이 불가능한 경우 대리모를 이용하거나, 입양을 권유한다.

(5) 원인미상의 불임

가. 원인미상의 불임이란?

정액검사, 배란 확인, 난관 소통상태가 모두 정상이며 다른 원인이 없다고 판단될 경우 원인미상의 불임을 진단한다.

나. 원인미상의 불임의 후속 치료나 관리

- CC/IUI : 클로미펜을 이용한 과배란(superovulation) 및 자궁내수정(intrauterine insemination)
- COH/IUI : 난소과자극(controlled ovarian hyperstimulation) 및 자궁내수정을 실시한다.
- 3회(혹은 6회까지) COH/IUI 실패시 IVF/ET(시험관아기/배아이식)으로 전환한다.

다. 원인미상 불임부부의 1주기당 수정능(fecundability)(표 10-1)

표10-1 원인미상 불임부부의 1주기당 수정능(fecundability)

치료하지 않은 경우	1.3~4.1%
IUI	3.8%
Clomiphene	5.6%
Clomiphene + IUI	8.3%
Gonadotropins	7.7%
Gonadotropins + IUI	17.1%
IVF	20.7%

Catholic University of Korea 임상진료지침

11

Obstetrics & Gynecology

배란 유도와 인공수정
Induction of ovulation/ART

1. 배란유도

배란유도(induction of ovulation)는 정상적인 배란이 일어나지 않아 임신이 되지 않는 여성에서 배란을 일으키는 것으로, 한 개의 난자를 목표로 하는 것이다. 이와 달리 보조생식술에서의 과배란유도 (controlled ovarian hyperplasia)는 채취된 난자의 수가 임신율에 영향을 미치므로, 체외에서 수정이 될 수 있는 성숙된 난자를 가능한 많이 얻는 것을 목적으로 한다.

1) 배란유도를 하는 경우

불임의 원인이 배란 장애가 의심되는 경우뿐 아니라 원인미상 불임에서도 시도한다.

2) 배란장애의 종류

(1) Group I

시상하부-뇌하수체 부전(hypothalamic-pituitary failure) ; 저성선자극호르몬성 성선기능저하증(hypogonadotropic hypogonadism)으로 FSH와 estradiol이 모두 저하되어 있다. 스트레스, 체중감량, 운동, anorexia nervosa, 칼만 증후군(Kallmann syndrome), 단독 성선자극호르몬 부족(isolated gonadotroin deficiency)등이 포함되며, 시상하부나 뇌하수체의 종양은 포함하지 않는다.

(2) Group II

시상하부-뇌하수체 기능이상(hypothalamic-pituitary dysfunction) ; 무월경 또는 희발월경 환자이면서 고안드로겐혈증이 있을 수 있습니다. 다낭성난소에서 무배란 상태가 이 그룹에 포함되며, FSH, E2, prolactin이 정상을 보인다.

(3) Group III

난소부전(ovarian failure) ; 무월경이며 FSH가 상승되어 있다.

(4) 배란유도의 방법

가. Clomiphene citrate(CC)

나. 표준 CC 요법으로 배란이 안 되는 경우

(가) 장기간 CC : 7~10일간 투여

(나) CC + glucocorticoids

(다) CC + hCG

(라) 예비적 억제요법(preliminary suppressive therapy) : 혈중 안드로겐, LH 농도를 떨어뜨려 다음 주기의 배란에 도움을 준다.

- 2개월간의 지속적 경구피임약
- Long-acting GnRH agonist ± 경구피임약

(마) 인슐린 감작제제(insulin sensitizing agnets)

(바) 방향화효소 억제제(aromatase inhibitor) : Letrozole, 현재 CC를 대체할 1차 배란유도제로 거론되고 있다.

(사) 복강경하 난소 drilling

다. 성선자극호르몬을 이용한 배란유도

라. GnRH를 이용한 배란유도

마. Dopamine agonists를 이용한 배란유도 : 고프롤락틴혈증 또는 정상 프롤락틴을 보이는 유루증(galactorrhea)에서 효과적이다.

(5) 배란유도의 성공율

환자를 적절히 선택한 경우 clomiphene 의 배란성공률은 약 80%

※ 참고 : 용량별 배란성공률

50 mg - 52%

100 mg - 22%

(6) 배란유도의 자세한 프로토콜

가. Clomiphene regimens

(가) 자연월경 또는 프로제스틴-유발 월경 제3~5일째부터 5일간(통상 제5~9일까지)

(나) 무월경인 환자는 임신 아닌 것이 판명되면 바로 시작

(다) 용량 : 50 mg에서 시작하며, 다음 주기에 50씩 증량

(라) 50 mg(52%), 100 mg(22%) 용량에서 대개 성공적 배란되며, 그 이상 용량은 주의하여 사용

(7) 배란시기를 예측하는 방법

가. 기초체온 측정

나. LH 소변검사

다. 연속 경질초음파검사

(8) 배란유도의 부작용

가. 비교적 흔한 부작용 : 일시적 안면홍조(10%), 감정적 불안정

나. 드문 부작용 : 유방불편감, 골반통, 메스꺼움, 시력장애

(9) 배란유도로 인해 발생할 수 있는 위험요인

가. 클로미펜의 위험

(가) 다태임신 : 5~8% 증가

(나) 선천성 기형 : 증가하지 않는다.

(다) 자연유산 : 증가하지 않는다.

(라) 난소과자극증후군(ovarian hyperstimulation syndrome) : 경증

(일시적 복부불편감, 경미한 메스꺼움, 구토, 설사, 복부팽만)의 경우 종종 일어나지만, 50 mg씩 증량하여 투여하므로 중증의 발생은 드물다.

(마) 난소암 : 임신력저하된 미산부에서 배란관련 약물사용시 경계성 장액성종양이 약간 증가(OR=2.43, CI=1.01-5.88)되었으나, 침윤성종양의 경우 그렇지 않았다(OR=1.60, CI=0.90-2.87).

(바) 유방암 : 클로미펜으로 유방암 증가 없다.

나. 성선자극호르몬(gonadotropin) 사용의 위험성

(가) 다태임신

(10) 배란유도의 부작용으로 발생되는 난소과자극증후군의 관리

난소과자극증후군의 관리는 전통적으로 경증, 중등도, 중증으로 분류하여 처치하며, 하나의 연속된 진행선상의 질환으로 관리해야 한다.

가. 경증

- 진통제 경구투여 한다.
- OHSS가 진행되어 중증이 되는 증상과 징후를 알려주고 주의시킨다.
- 부부관계 피한다(난소파열위험).

나. 중등도

- 증상과 복수가 좀 더 심해지면 진토제 및 좀 더 강한 진통제를 사용한다.
- 체중, 배뇨횟수, 복수(ascites) 평가, 혈액검사(hematocrit, electrolytes, serum creatinine)를 시행한다.
- 1L 이상 수분섭취-이온음료 권장한다.
- 과격한 운동 금지하나 난소염전을 막기 위해 침상안정보다 가볍게 움직일 것을 권장한다.
- 하루 1 kg 이상 체중증가, 배뇨 횟수 감소가 나타나면 재평가 한다.
- 임신이 된 OHSS 환자는 hCG 증가로 인해 악화가능성 있으므로 특별히 잘 관찰하여야 한다.

다. 중증 (1%)

(가) 심한 통증, 빠른 체중 증가, 팽팽한 복수, 혈류역학적 불안정, 호흡곤란, 진행성 핍뇨, 혈액검사 이상 등의 증상이 나타난다.

(나) 생명을 위협하는 징후 : 신부전, ARDS, 난소파열로 인한 출혈, 혈전색전증이 발생할 수 있다.

(다) 입원 및 집중관찰 기준은 다음과 같다.

- 심한 복통, 복막증상
- 극심한 메스꺼움, 구토
- 중증 핍뇨, 팽팽한 복수
- 호흡곤란, 빈호흡
- 어지러움, 졸도
- 저나트륨혈증 〈 135 mEq/L
- 고칼륨혈증 〉 5 mEq/L
- 혈액농축 Hct 〉 45%
- 혈청 creatinine 〉 1.2 mg/dL ; Ccr 〈 50 mL/min
- 간기능이상(ST/ALT 상승)

라. 입원치료시의 관리

(가) 활력징후측정, 체중측정, 배둘레 측정한다.

(나) 수분 섭취/배설 측정, 흉부촬영, 심전도, 산소포화도를 확인한다.

(다) 혈액 : 혈적치Hct, 전해질, 간기능, 신기능 평가한다.

(라) 경정맥수액 : 식염(저나트륨혈증 경향)이 좋으며, 최초 투여후 배뇨량 유지와 맞추어 수액량 조절한다.

(마) 식염수만으로 호전되지 않으면 albumin투여한다.

(바) 이뇨제는 적량, 적시에만 사용한다.

(사) 고칼륨혈증의 치료 : glucose/insulin, sodium bicarbonate; calcium gluconate를 사용한다.

(아) 초음파 이용한 복수천자 : 복통, 호흡곤란, 수액치료에 반응하지 않는 핍뇨를 개선시킬 수 있다.

정맥류용 스타킹, 예방적 헤파린 고려; 간헐적 공기압박 시행한다.

(11) 배란유도가 되지 않는 여성

난자공여(oocyte donation)을 통해 IVF-ET를 시행. 적응증은 다음과 같다.

가. 난소정지(ovarian failure)

나. 유전성 질환(genetically-transmitted disease)

다. 난소잔존력의 저하(decreased ovarian reserve)

라. 난소가 접근불가인 경우(inaccessible ovaries)

(12) 배란유도로 임신이 된 경우의 관리

가. 성선자극호르몬을 이용하는 경우에는, 조기 LH surge 및 황체화를 막기 위해 함께 GnRH작용제를 사용한다. 이 경우 내인성 LH가 억제되어 자궁내막의 시기적절한 성숙과 착상 및 초기임신 유지에 필요한 황체기능의 부전을 초래할 수 있다.

나. 프로제스테론 또는 hCG를 투여한다.

- Progesterone
- 경구 300~800 mg, 매일
- 경질 90 mg, 매일 (8% 젤)
- 크림 또는 태블릿 (100~600 mg, 매일)
- 근육주사, 25~50 mg, 매일 (효과가 가장 높다)
- 17α-hydroxyprogesterone 341 mg, 3일마다 투여
- hCG 1,500~2,500 IU, 3일마다 투여

| 참고문헌 |

1. Fluker MR, Wang IY, Rowe TC. An extended 10-day course of clomipene citrate in women with CC-resistant ovulatory disorders. Fertil Steril 1996;66:761-764.
2. Meijer WM, de Jong-Van den Berg LT, van den Berg MD, Verheij JB, de Walle HE. Clomiphene and hypospadias on a detailed level: signal or ahnce? Birth Defects Res A clin Mol Teratol 2006;76:249-252.

Catholic University of Korea 임상진료지침

12

Obstetrics & Gynecology

골반저 장애
Pelvic floor disorders

1. 골반저 장애

1) 골반저 장애

(1) 골반저 장애

골반내 장기와 그 사이의 연결을 지탱하고 있는 일련의 근육과 지지조직의 약화로 일어나며, 요실금, 방광류, 직장류, 자궁탈출증, 변실금 등의 질환이 포함된다.

(2) 골반저 장애가 있는 경우의 검사

- 요실금의 병력청취
- 배뇨일지(urinary diary)
- 골반장기탈출증의 병력청취
- 이학적 검사

2. 요실금

1) 진단

(1) 요실금이 있는 환자의 평가

가. 기초검사(initial evaluation)

- 면밀한 병력청취 : 주 증상, 일반적 병력, 수술과거력, 복용약물(안정제, 술, 항콜린제, 알파작용제, 베타차단제, 칼슘차단제, ACE 차단제 등), 요실금에 대한 자세한 병력
- 삶의 질 측정 : 요실금으로 인해 일상생활에 미치는 불편을 평가, 정규설문지를 이용
- 이학적 검사 : 전신 건강상태를 평가 ; Q-tip test는 요실금의 종류나 평가를 위한 것이 아니라 방광-요도 결합부의 유동성만을 평가한다.

나. 기본검사(simple/primary care level test)

- 배뇨일지(voiding diary) : 2~3일간 매 번 배뇨한 시간, 배뇨량, 요실금이 발생한 시간, 당시 활동내용 (운동, 기침 등)을 기록
- 24시간 배뇨량, 일간 배뇨횟수, 야간배뇨횟수, 평균배뇨량, 기능적 방광용적을 알 수 있다.
- 요검사(urinalysis) : 감염, 혈뇨, 대사이상을 검사. 노령층의 무증상 세균뇨는 아무 증상이 없고 항균제로 요실금개선되지 않는 경우 추가의 항균제가 필요하지 않는다.
- 잔뇨량(postvoid residual volume, PVR) : 카테타 또는 초음파를 이용하여 측정. 배뇨 10분 이내 측정. 정상은 50 ml 이하이나, 200 ml 이상 되면 비정상으로 간주. 50~200 ml 인 경우 재검사를 고려.
- cough stress test : 방광이 찬 상태에서 검사. 긴박성요실금의 경우에도 양성이 나타날 수 있다.

  pad tests : 환자중심의 연구나 치료효과를 객관적으로 평가하기 위해 사용되지만 실제 임상에서 잘 쓰이지 않는다.

다. 정밀검사 (advanced test)

- 요역동학검사 (urodynamics)

  요류역학검사(uroflowmetry), 방광충전검사(filling cystometry), 요도기능검사 (urethral function tests ; Valsalva leak-point pressure
- 영상의학검사(imaging tests) : 초음파, fluoroscopy, MRI 등이 있으

나 아직 유용성이 검증 안됨. 요도게실(urethral diverticulum) 등 감별에 MRI가 유용.

- 신경생리학적 검사(neurophysiologic tests) : pudendal nerve terminal motor latency, sacral reflexes, somatosensory evoked potentials, electromyography 등

2) 요실금의 종류

(1) 요실금의 종류

- 복압성 요실금(stress urinary incontinence)
- 긴박성 요실금(urge urinary incontinence), 과민성 방광(overactive bladder)
- 혼합성 요실금(mixed urinary incontinence)
- 기능적/일시적 요실금(functional and transient incontinence)
- 요도외요실금(extraurethral incontinence)

3) 복압성 요실금

(1) 복압성 요실금

진성 복압성 요실금(genuine stress incontinence)은 배뇨근의 수축 없이 방광내압이 요도내압을 초과(재채기, 기침, 운동 등)하였을 때 발생하는 불수의적인 요소실로써, 요도와 방광 경부(요도방광접합부, UVJ)가 소변이 새지 않는 봉인을 유지하는 데 실패할 때 발생한다.

(2) 복압성 요실금의 원인

연령, 임신, 분만, 비만, 기능적 손상, 인지력 손상 등이 요실금 발생의 빈도를 높이고 정도(severity)에 관여되어 있다.

(3) 복압성 요실금의 치료

가. 비수술적 치료법 : 생활습관 요법, 물리치료, 행동요법 및 방광훈련, 질내(vaginal pessaries) 또는 요도기구(urethral inserts)

나. 약물치료

(가) 복압성 요실금

제한적 사용. imipramine. ephedrine, pseudoephedrine, phenylpropanolamine (PPA, 사용주의), norepinephrine

(나) 긴박성 요실금/방광과민증

oxybutin(Ditropan), hyoscyamine(Levsin), tolteridine (Detrusitol), trospium(Sanctura), solifenacin (Vesicare)

(다) 야뇨증

DDAVP(Minirin), imipramine, 주간에 이뇨제 사용 등

다. 수술적 치료

(가) 치골후부 요도고정술(retropubic urethropexy, colposuspension) : MMK, Burch operation

(나) 전통적 치골-질 슬링 : 복부 접근. fascia lata 등을 이용

(다) 최소침습적 슬링 수술 : TVT, TOT 등

(라) 확장성약물(bulking agents) : collagen, carbon beads 등을 이용

라. 복압성 요실금의 물리치료

- 골반저근육훈련(Kegel's exercise)
- 질내 원추(vaginal cone)을 이용한 등척운동(isometric exercise)
- 골반저근육의 전기자극

마. 복압성 요실금의 수술적 치료

1914년 Howard Kelly가 전질벽봉합술(anterior vaginal repair; anterior colporrhaphy)를 소개한 이후 수많은 방법이 제시되었으며, 일부 술식은 장기간 효과가 떨어지기 때문에 현재는 제한적으로만 사용되고 있다.

(가) 전질벽 봉합술

endopelvic fascia를 정확히 박리하고, 비흡수성 봉합사를 이용하여, 치골부에 깊고 정확히 고정한 경우에만 좋은 효과를 보였다. 유

의한 요실금이 없는 방광류의 교정에 사용하는 것이 바람직하다.

(나) 치골후 요도고정술(retropubic urethropexy, colposuspension)

방광목의 이동성이 있는 경우 표준치료이다. 전질벽의 근막을 비흡수성 봉합사로 각각 양쪽의 쿠퍼씨 인대(Burch procedure)나 치골막(Marshall-Marchetti-Krantz procedure) 에 고정해 주는 수술이다. 1차 수술로 이루어진 경우 장기간 효과가 70-90%까지 보고된다.

(다) 전통적 치골-질 슬링수술

복부 접근을 통해 Retzius 공간을 박리하고 요도아래에 지지물을 걸어주는 수술로써, 환자 자신의 조직, 처리된 타인의 조직, 동물 조직, 합성물질 등을 이용하여 시행한다. 근래 최소침습적 슬링수술이 나온 이후 사용이 현저히 줄었다.

(라) 최소침습적 슬링수술

1996년 무장력질테이프(tension-free vaginal tape, TVT)가 소개되었다. 폴리프로필렌 메쉬를 요두 중앙부(midurethra) 아래에 장력이 거의 없이 위치시키는 방법. 질걸이술식(colposuspension)과 거의 동등한 효과가 입증되었고, 추적기간 중 골반장기탈출증은 오히려 적게 나타났다. 약간의 변형된 방법으로 폐쇄공을 통한 술식(TOT, transobturator suburethral tape, subfascial hammock, TOMUS : transobturator midurethral sling)이 보급되어 거의 유사한 효과를 보이면서도 치골후공간을 관통하는 데 따른 부작용을 줄일 수 있다.

바. 요실금 수술 후 재발율

- 전질벽봉합술 : 장기간 성공률 35~65%
- Needle suspension procedure : 초기 성공률 70~90%이나, 5년 후 50% 이하에서 효과가 유지되어 반 수 이상에서 재발.
- 질걸기술식 (colposuspension, Burch) : 장기간 성공률 70~90%

- TVT : 2년성공률에서 colposuspension과 동등한 치료율(TVT 63~85% - vs- Burch 51~87%)을 보였고, TOT 역시 단기 치료성적에서 좋은 결과를 보였다.

4) 과민성 방광

(1) 과민성 방광의 증상(OAB)

과활동성 방광 (overactive bladder)는 절박뇨와 빈뇨의 증상이 있으면서 요실금이 있거나 없는 상태를 말한다. 증상에 의한 진단이므로 확진하는데 표준검사가 꼭 필요하지는 않다.

(2) 과민성 방광증상의 원인

아주 어리거나 매우 나이가 많은 경우를 제외하고는 특발성이며 다음과 같은 원인이 있을 수 있다.

- 신경학적 질환(다발성 경화증, 뇌혈관질환, 파킨슨병, 알츠하이머 질환)
- 국소적 방광 및 요도 자극인자(방광염, 이물질, 종양
- 출구폐쇄(중증 방광류 또는 질원개탈출증)
- 약물(부교감흥분제)

(3) 과민성 방광증상에서 필요한 검사

감별진단으로 중증의 복압성요실금, 요도이완, 요도게실, 방광염, 방광내 이물, 방광종양, 요도염 등을 고려해야 한다.

가. 기초 진단적 검사

가) 병력청취

나) 신체 검진 : 신경학적 검진, 정신상태 검사, 복압과 배뇨근 생리에 영향을 미칠 수 있는 종괴 또는 체액저류(fluid collection)을 평가하기 위한 복부검진, 골반검진, 기침부하검사(cough stress test), 도관 삽입 또는 초음파를 이용한 배뇨 후 잔뇨량 측정

(4) OAB환자에서 정밀검사 필요한 경우

- 적절한 치료적 중재에 대한 환자 반응 실패
- 감염이 없는 혈뇨
- 지속적인 배뇨 기능부전
- 증상이 있는 비뇨생식기 탈출
- 기본 평가로 진단이 부정확할때

(5) OAB 환자에서 정밀검사의 종류

가. 요류측정검사(uroflowmetry)는 중증 비뇨생식기탈출 또는 종괴에 의한 폐쇄성 배뇨 양상을 보일 수 있다.

나. 요역동학 검사는 기침, 자세변화, 물흐름, 손 씻기, 급속충만, (방광을) 채우는 매질의 온도 변화 같은 유발조작을 포함하는 요 소실을 둘러싼 상황들을 가깝게 모사하는 것이 중요하다.

다. 벽외 보행성 요역동학 감시(extramural ambulatory urodynamic monitoring)

라. 이뇨 방광내압측정(diuresis cystometry)

마. 다중채널 기립 방광내압측정

바. 침상에서 시행가능한 단순방광내압측정검사 : 관장주사기에 연결된 카테터를 방광내에 유치하고 점진적으로 채워 어느 부피이상에서 방광내압이 증가하는지 관찰

바. 과민성 방광증상의 치료

(가) 방광훈련 : 일정시간 간격을 두고 배뇨한다.

(나) 행동수정 프로토콜

(다) 천골 신경조절법(sacral neuromodulation)

(라) 약물 요법

- 항콜린성제제(tolteridine, oxybutynin, dicyclomine, hyoscyamine, propantheline, flavoxate)
- 삼환계항우울제(imipramine)

- 비스테로이드성 항염증제제
- 칼슘통로 차단제(nifedipine, diltiazem, verapamil) : 아직 절박성 요실금에 대해서는 권장되지 않는다.

(마) 수술적 치료법

- 확대방광성형술 (augmentation cystoplasty)
- 요로전환술 (urinary diversion)

5) 골반장기 탈출증(Pelvic organ prolapse)

(1) 골반장기탈출증이란

골반 장기들이 질관(vaginal canal) 내로 또는 밖으로 튀어 나오는(bulge or protrusion) 상태를 말한다.

(2) 골반장기탈출증의 원인

- 출산
- 나이
- 폐경
- 골반장기 지지결함을 교정하기 위해 시행된 이전의 수술(previous surgery)
- 자궁적출술
- 선천성 결함
- 인종의 차이
- 생활양식
- 만성질환

(3) 골반장기탈출증이 있는 경우의 치료

해부학적 위치이상의 정도(POP-Q) 과 증상은 반드시 일치하는 것은 아니다. 골반장기탈출증의 치료는 증상의 정도, 탈출증의 정도 및 환자의 전신건강상태를 종합적으로 평가하여 치료의 방법(비수술적 방법 포함)과 종류를 결정해야 한다.

(4) 골반장기탈출증의 치료

- 보존적치료
- 질내삽입기구(pessary)
- 수술적 치료법

(5) 페사리를 사용하는 경우

가. 골반장기탈출증을 가진 환자에서,
  - 수술을 할 만한 의학적 이유가 있을 때
  - 수술을 원하지 않을 때

나. 다른 비수술적 방법을 적용할 수가 없는 만큼의 탈출증이 있을 때

(6) 페사리의 부작용

- 골반통증
- 질출혈
- 요실금
- 질분비물 및 악취

드문 합병증 : 방광-질 누공증, 소장 죄임(entrapment), 수신증 (hydronephrosis), 요로패혈증 등이 있다.

(7) 골반장기탈출증의 수술적 치료방법.

가. 수술의 목적과 적응증에 따라 크게 세가지 범주로 나눈다.

(가) 폐쇄술 : 짧은 수술시간, 부위 또는 부분마취가 필요할 만큼의 건강상태, 더이상 성생활을 원하지 않는 경우

(나) 복원수술(restorative) : 골반근막과 골반저근육이 적절할때, 성생활을 유지하고자 할 때

(다) 보상적 교정술 (compensatory) : 골반장기탈출증이 계속될 원인이 있는 경우, 골반저 근육이 약한 경우, 재발성 탈출증

나. 결손부위의 위치(구획, compartment)에 따라 첨부(apical), 전방, 후방으로 나누며, 이에 따라 수술법이 다르다.

(가) 전방구획결손 : 전질벽봉합술(anterior vaginal colporrhaphy), 질방수복술(paravaginal repair)

(나) 후방구획결손 : 전통적 후질벽봉합술, 결손특정 후방복원술(defect specific posterior repair), 복부접근의 후방복원술, 복강경을 이용한 후방복원술, 항문을 통한 후방복원술

(다) 첨부결손

- 질을 통한 접근 : 골가시인대고정술(sacrospinous ligament fixation), 장골미골 질 걸기술(iliococcygeal vaginal suspension), 자궁천골인대 걸기술(uterosacral ligament suspension)
- 복부 접근 : 개복 자궁천골인대 걸기술(abdominal uterosacral suspension), 복식 천골질고정술(abdominal sacrocolpopexy)
- 복강경 술식 : 복강경 천골질고정술(laparoscopic sacrocolpopexy)

| 참고문헌 |

1. ACOG Committee on Practice Bulletins--Gynecology. ACOG Practice Bulletin No. 85: Pelvic organ prolapse. Obstet Gynecol. 2007;110:717-729.

3. 부인종양학

Gynecologic Oncology

Catholic University of Korea 임상진료지침

01

Obstetrics & Gynecology

자궁경부암
Cervical cancer

I. 자궁경부암(Cervical cancer)

침윤성 자궁경부암은 상피내암보다 10년 정도 늦게 호발하며 30세 이후 증가하기 시작하여 50대에 정점에 달한 후 감소하는 경향을 보인다. 한국의 경우 자궁경부암의 유병률은 10만 명당 22명 정도이고사망률은 10만 명당 6.8명 수준이다.

1. 원인과 증상

1) 자궁경부암의 고위험 인자

(1) 인유두종바이러스(HPV) 감염
(2) 조기에 시작된 성생활
(3) 다수의 성교대상자
(4) 남성요인
(5) 흡연, 다산, 희얼 약 등

이중 인유두종바이러스(HPV)가 가장 유력한 원인인자이다. 자궁경부암은 사회 경제학적으로 낮은 계층에서 더 잘 발생하며 초경, 폐경 연령 등은 위험요인과 간련 없다. 경구 피임약을 복용하고 있는 겨우는 자궁경부암 특

히 선세포암의 발생률이 증가하므로 매년 정기검진을 시행해야한다.

2. 자궁경부암 환자의 증상

1) 질 출혈(성교 후 출혈이나 불규칙한 질 출혈 혹은 폐경 후 출혈)

2) 병변이 진행된 경우에는 악취가 나는 질 분비물, 체중 감소, 요부 통증, 폐쇄성 요로 증상이 나타날 수 있다.

3. 자궁경부암의 진단과 조기 진단

1) 자궁경부암 조기 진단 프로그램

미국 암 학회에서 2002년 말 새로운 자궁경부암 검진 프로그램을 발표하였는데 자궁경부암의 원인인 인유두종 바이러스의 최신 지견 및 병의 진행 과정을 고려하여 작성되었다.

(1) 자궁경부암 검진 프로그램

자궁경부암 검진은 성 경험이 있은 후부터 매 3년 간격으로 시작되어야 하며 늦어도 21세를 넘겨서는 안 된다.

- 성 생활을 시작한 후에 약 3년간은 기다릴 수 있는데, 이는 일시적인 인유두종 바이러스 감염과 의미 없는 자궁경부 세포 변화가 이 시기에 주로 일어나고 자궁경부 이형증이나 암이 생기기에는 수년의 세월이 필요하기 때문이다. 자궁경부암은 25세 이전에는 매우 드물다.
- 여성들은 적어도 3년에 한 번씩 자궁경부 세포진 검사를 시행 받아야 한다.
- 65세에서 70세까지의 여성들은 적어도 3번 정상 자궁경부 세포진 검사소견을 보이고, 최근 10년간 이상 자궁경부 세포진 소견에 이상이 없었다면, 의사의 지시에 따라 자궁경부암 검진을 그만 두어도 된다.
- 자궁적출술을 시행받음 여성들은 자궁경부 암검진 프로그램을 필요로

하지 않는다. 단지 수술의 이유가 자궁경부 이형증이나 암으로 인한 경우에는 검진이 필요하다. 그러나 양성 병변으로 자궁적출술을 시행받은 경우에도 3~5년에 한 번씩 검진을 시행하는 것이(질암의 위험 때문) 합당하다.

- 여성들이 면역 결핍 바이러스 감염과 같은 자궁경부암 위험이 높은 경우에는 언제 자궁경부암 검진 프로그램을 실시하고, 얼마나 자주 시행하고, 언제까지 실시하는 지는 전문 의사에게 상담을 받아야 한다.

2) 자궁경부암 선별 검사

(1) Pap smear(자궁경부 세포진 검사)

Pap smear는 검사가 시행된 후 자궁경부암의 발생률과 사망률을 감소시키는데 큰 기여를 하였다. Pap smear검사의 민감도는 80%정도로 생각되고 매년 검사하여 3회 연속 정상 소견을 보일 때 민감도는 93.2%로 상승한다. 위음성률이 일반적으로는 20~40%, 많게는 50%까지 보고되는데 Pap smear의 위음성률은 표본, 채취상의 오류와 판독상의 오류에 기인한다.

세포진 검사시 자궁경부 편평원주 상피 이행부를 포함한 자궁경관 내구 및 외경부에서 세포를 채취해야 하며 액상 세포 검사(liquid based media), endocervical brush, plastic spatula 혹은 plastic broom을 이용하면 표본, 채취상의 오류를 낮출 수 있다. 최근 선별, 판독 오류를 줄이기 위해 Pap net이나 AutoPap screening system 같은 비정상 세포를 자동으로 선별하는 기기가 FDA의 승인을 받아 이용되고 있다(표 1-1).

※ ASC-US와 ASC-H 에 대한 개념은 2002년 새로 도입된 것으로 II.자궁경부 상피내종양에서 자세히 설명됩니다.

(2) HPV DNA test

HPV DNA는 자궁경부 상피내 종양성 병변이 있는 거의 모든 한자에서

표 1-1 비정상 세포진 결과에 따른 처치방법 - 세포진 검사분류

<table>
<tr><th>Bethesda System</th><th>Dysplasia/CIN System</th><th colspan="2">Papanicolaou System</th></tr>
<tr><td>Within normal limit</td><td>Normal</td><td colspan="2">I</td></tr>
<tr><td>Infection</td><td>Inflammatory atypia</td><td colspan="2">II</td></tr>
<tr><td>Reactive and reparative change</td><td></td><td colspan="2"></td></tr>
<tr><td>Squamous cell abnormalities</td><td></td><td colspan="2"></td></tr>
<tr><td>Atypical squamous cells</td><td>Squamous atypia</td><td colspan="2" rowspan="2">IIR</td></tr>
<tr><td>(1) of undetermined significance (ASC-US)</td><td>HPV atypia, exclude LSIL</td></tr>
<tr><td>(2) exclude high-grade lesions (ASC-H)</td><td colspan="3">Exclude HSIL</td></tr>
<tr><td rowspan="2">Low-grade squamous intraepithelial lesion (LSIL)</td><td colspan="3">HPV atypia</td></tr>
<tr><td>Mild dysplasia</td><td>CIN 1</td><td rowspan="2">III</td></tr>
<tr><td rowspan="2">High-grade squamous intraepithelial lesion (HSIL)</td><td>Moderate dysplasia</td><td>CIN 2</td></tr>
<tr><td>Severe dysplasia
Carcinoma in situ</td><td>CIN 3</td><td></td></tr>
<tr><td>Squamous cell carcinoma</td><td></td><td></td><td>V</td></tr>
</table>

발견이 되고 자궁경부 상피내 종양의 약 90%가 HPV 감염에서 기인한다.

- 자궁경부 상피내 종양과 자궁경부암의 원인이 되는 고위험 HPV type : -16, -18, -31, -33, -35, -39, -45, -51, -52, -56, -58

가. HPV type 16

CIN 2, 3과 자궁경부암에서 가장 흔하게 발견되는 type으로 CIN 2, 3 자궁경부암에 각각 47% 정도 발견된다. 정상 세포진에서도 흔히 발견되기 때문에 민감도는 높으나 특이도는 낮다.

나. HPV type 18

침윤성 자궁경부암의 23%에서, CIN 2, 3에서 5%, HPV 감염과 CIN 1에서 5%가 발견되며, 정상 세포진을 보이는 경우 2% 미만에서만 발견되기 때문에 HPV type 16에 비해 자궁경부암을 진단하는데 특이도가 더 높다.

HPV test는 특히 ASCUS나 LSIL 환자를 평가하는데 중요하게 이용되는데, 이런 환자에서 HPV 고위험 type을 가진 경우 80% 이상에서 자궁경부 상피내종양이나 자궁경부암으로 진행되므로 질확대경하 조준생검을 포함한 추가의 진단적 검사가 필요하다.

(3) 질 확대경 검사(Colposcopy)

질 확대경 검사는 자궁경부의 병변을 비교적 정확히 발견할 수 있어 세포진 검사의 위음성률을 보완할 수 있으며 병변의 위치, 종류, 정도를 알 수 있고 필요한 경우 조준 생검도 할 수 있는 장점이 있다. 그러나 질 확대경 검사의 단점은 경관내 상피나 편평원주상피 접합부(Squamous columnar junction)가 경관 내로 이행한 폐경기 이후에 변형대의 관찰이 어렵다는 것이다.

가. 질 확대경 검사의 적응증

- 비정상적 자궁경부 세포진 검사를 보인 경우
- 이전에 비정상적 자궁경부 세포진 검사를 보인 기왕력이 있는 경우
- 육안적으로 의심되는 자궁경부 병변이 있는 경우
- 접촉성 출혈이 있는 경우
- 외음부 혹은 질에 의심스런 병변이 있는 경우 등

나. 질 확대경 검사의 방법

질 확대경 검사의 기본이 되는 부품은 optical magnification, eyepiecfes, filters, light source와 stand 이다. 10~20배 비율이 일반적인 검사에 이용되고 20~40배까지 확대하여 혈관형태 파악을 위해 자세히 관찰할 때 이용된다.

진찰대 위의 환자에게 질경을 삽입한 후 먼저 생리 식염수에 적신 면

봉으로 자궁경부 점액을 제거하고 병변의 전반적인 형태, 혈관의 모양 및 상피의 투명성을 관찰한다. 혈관을 자세히 보기 위해서 녹색 필터(green filter)를 이용할 수 있다.

그 후 3~5% 초산을 도포한 후 변형대(transformation zone)을 관찰하는데 초산용액 도포 후 20~40초 정도 기다린 후 변형대를 관찰한다.

Lugol 용액을 도포하여 병변을 관찰하는 방법이 있는데 착색이 되지 않으면 Schiller positive라 한다. 원주상피와 화생상피 및 그 외 비정상 상피에서는 착색이 되지 않는다. Schiller test는 특이도가 높은 검사라 할 수는 없으나 원추절제술을 시행하기 전 병변의 범위를 측정하는데 유용하게 이용될 수 있다. 즉, 원추절제술을 시행하기 전 Schiller test를 실시하여 착색이 되지 않는 부위는 병변이 의심되는 부위이므로, 그 부위에 원추절제술을 시행하면 된다.

변형대를 관찰하기 어려운 경우는 endocervical speculum을 이용하여 편평원주상피 접합부의 하부까지 관찰한다. 이상의 가정 중 의심되는 병변에 조준 생검(punch biopsy)을 시행한다. 비정상 질확대경 소견으로 백색상피(white epithelium), 백반(leukoplakia), 적점(punctation), 모자익(mosaic), 비정상 혈관이 있다.

다. 조준 생검(Punch biopsy) 방법

일반적으로 병변은 하순(lower lip)보다 상순(upper lip)에 2배 정도 많이 생긴다. 생검시에는 자궁경부의 실질(stroma)이 포함되도록 해야 하고 직각(right angle)방향에서 시행한다. 생검 후 지혈은 silver nitrate나 Monsel 용액(ferric subsulfate)을 이용한다.

3) 자궁경부암 진단과 병기 측정

이학적 검사로 쇄골상 림프절, 서혜부 림프절을 촉진하여 전이 여부를 확인해야하며 골반 내진과 직장 진찰을 시행하여 병변의 상태를 알 수 있다. 조직학적 확진은 자궁경부 확대경하 조준 생검 혹은 진단적 원추생검술로 한다.

(1) **신체검사**

- 임파선 촉진(supraclavicular, inguinal)
- 경질 내진
- Bimanual examination(질과 직장을 통한 내진)

(2) **방사선학적인 검사**

- 흉부 X-ray
- 신우조영술(intravenous pyelography)
- KUB
- Barium enema

(3) Procedure

- 자궁경부 생검
- 자궁경부 원추절제술
- 자궁내시경
- 질 확대술
- 자궁내막소파술
- 방광경(Cystoscopy)
- 직장경(Sigmoidoscopy)

(4) **기타 검사(꼭 필요한 검사는 아니다)**

- 컴퓨터 촬영(CT)
- MRI
- PET
- 초음파
- 골 스캔
- Lymphangiography
- 내시경

3. 자궁경부암의 병기

Revised FIGO Staging(2008)

Carcinoma of the uterine cervix(표 1-2)

4. 자궁경부암의 치료와 예후

1) 치료

상기 병기에 따라 치료 계획은 대략 표 1-3와 같이 시행되고 있다.
(자세한 치료계획은 부록의 NCCN guidline 2011 참조)

2) 가톨릭중앙의료원 부속병원에서 시행되는 항암약제와 약제별 protocol

부록의 자궁경부암 파트 참조

3) 예후

수술의 적응증이 되는 1기말(stage Ib)에서 2기 초(stage IIa)환자를 대상으로 수술이나 방사선 치료 후 생존률은 85% 정도이며 치료 효과는 유사하다. 자궁경부 근치술 후 재발은 80%가 수술 후 2년 이내에 발견된다.

4) 자궁경부암 치료 후 합병증

(1) 자궁경부암 근치술 후 합병증

- 이완성 방광기능장애(Bladder stony) - 가장 흔하다 : 3%
- 요관질루(uterovaginal fistula) 혹은 방광지루(vesicovaginal fistula) : 1~2%

  수술 후 질의 길이는 짧아지나 성교를 통해 회복될 수 있고 난소 기능을 보존할 수 있는 것이 수술적 방법의 가장 큰 장점이다.

(2) 방사선 치료 후 합병증

- 방광, 장 섬유화로 인한 배뇨, 배변장애(6~8%)

표 1-2 Carcinoma of the uterine cervix

Stage	I	The carcinoma is strictly confined to the cervix (extension to the corpus would be disregarded)
	IA	Invasive carcinoma which can be diagnosed only by microscopy, with deepest invasion $\leq$ 5 mm and largest extension $\geq$ 7 mm
	IA1	Measured stromal invasion of $\leq$ 3.0 mm in depth and extension of $\leq$ 7.0 mm
	IA2	Measured stromal invasion of $>$ 3.0 mm and not $>$ 5.0 mm with an extension of not $>$ 7.0 mm
	IB	Clinically visible lesions limited to the cervix uteri or pre-clinical cancers greater than stage IA*
	IB1	Clinically visible lesion $\leq$ 4.0 cm in greatest dimension
	IB2	Clinically visible lesion $>$4.0 cm in greatest dimension
Stage	II	Cervical carcinoma invades beyond the uterus, but not to the pelvic wall or to the lower third of the vagina
	IIA	Without parametrial invasion
	IIA1	Clinically visible lesion $\leq$ 4.0 cm in greatest dimension
	IIA2	Clinically visible lesion $>$ 4 cm in greatest dimension
	IIB	With obvious parametrial invasion
Stage	III	The tumor extends to the pelvic wall and/or involves lower third of the vagina and/or causes hydronephrosis or non-functioning kidney**
	IIIA	Tumor involves lower third of the vagina, with no extension to the pelvic wall
	IIIB	Extension to the pelvic wall and/or hydronephrosis or non-functioning kidney
Stage	IV	The carcinoma has extended beyond the true pelvis or has involved(Bx proven) the mucosa of the bladder or rectum. A bullous edema, as such, does not permit a case to be allotted to Stage IV
	IVA	Spread of the growth to adjacent organs
	IVB	Spread to distant organs

* All macroscopically visible lesions-even with superficial invasion-are allotted to stage IB carcinomas. Invasion is limited to a measured stromal invasion with a maximal depth of 5.00 mm and a horizontal extension of not 〉7.00 mm. Depth of invasion should not be 〉5.00 mm taken from the base of the epithelium of the original tissue-superficial or glandular. The depth of invasion should always be reported in mm, even in those cases with "early(minimal) stromal invasion" -(~1 mm). The involvement of vascular/lymphatic spaces should not change the stage allotment.

** On rectal examination, there is no cancer-free space between the tumor and the pelvic wall. All cases with hydronephrosis or non-functioning kidney are included, unless they are known to be due to another cause.

표 1-3 병기에 따른 치료 계획

Stage	임상 진행 단계	치료방법
Ia1	침윤 깊이 3.0 mm 이하	환자가 임신을 원하는 경우 원추절제술 시행, 임신을 원하지 않는 경우 자궁 적출
Ia1	lymphovascular space 침윤이 있는 경우	자궁적출술(with or without pelvic lymphadnectomy)
Ia2	3.0~5.0 mm 침윤 lateral spread 7.0 mm 미만	radical hysterectomy with pelvic lymphadnectomy or radiotherapy
Ib1	종양 크기 4 cm 이하	radical hysterectomy with pelvic lymphadnectomy + chemoradiotheraphy for poor prognostic factors or radiotherapy
Ib2	종양 크기 4 cm 초과	radical hysterectomy with pelvic and para-aortic lymphadnectomy + chemoradiotheraphy for poor prognostic factors or chemoradiation
IIa	질 상부 2/3 까지 침범	radical hysterectomy with pelvic and para-aortic lymphadnectomy or chemoradiation
IIb	명백한 parametrial invasion 있는 경우	chemoradiation
IIIa	질 하부 1/3까지 침범	chemoradiation
IVa	골반 내로 local extension, 주변장기 전이	chemoradiation primary pelvic exentraction
IVb	원거리 장기 전이	palliative chemotherapy chemoradiation

- 장 혹은 비뇨기적 누공(1.4~5.3%) : 수술보다 많은 빈도로 발생한다.
- 질 섬유화 혹은 질 협착
- 난소기능 상실

여러 가지 합병증이 발생할 수 있으나 환자 상태에 크게 상관없이 모든 환자를 대상으로 시행할 수 있다는 것이 방사선 치료의 장점이다.

5) 치료 후 경과 추적 방법

- 골반 내 검사(내진 혹은 직장 수지 검사), 림프절(쇄골하 림프절, 서혜부 림프절) 검사
- Pap smear 시행 : 치료 후 첫 2년은 3개월마다, 후 3년은 6개월마다, 그 이후는 1년에 한 번
- 매년 흉부 방사선 검사
- IVP : 재발의 위험이 높은 환자를 대상으로 수술 후 6~12개월마다 시행 혹은 골반 종괴가 발견되거나 비뇨기과적 증상이 있으면 시행

II. 자궁경부 상피내종양(CIN)

1. 자궁경부암의 전구 단계 병변

1) 비정형 편평세포(Atypical Squamous Cell : ASCUS)

비전형 편평세포는 자궁경부 세포진 검사의 3~5%로 보고되며 Bethesda cytology classification에서는 ASC-US(atypical squamous cell unsignificant)와 ASC-H(atypical squamous cell high risk)로 구분된다(2002년 도입). 이는 과거에 ASCUS로 불리던 개념을 좀 더 세분화 한 것으로써, 비정형 세포가 나오는 경우 임상에서 다시 HPV DNA test를 실시하고, 그 결과가 고 위험군이 나오는 경우를 ASC-H, 나오지 않는 경우를 ASC-US로 분류하는 것이다. ASC-H의 경우에는 colposcopy를 시행하도록 하며, ASC-US인 경우에는 Pap smear를 재검하는 것을 권유한다. 이러한 개념은 자궁경부암의 발생에 HPV가 중요한 역할을 한다는 것이 점차 중요하게 취급됨에 따라 생겨난 것으로, 결과적으로 Pap smear에서 비정형세포가 나올 경우 모든 경우에서 HPV test를 시행하고 그 결과에 따라 처치를 달리 할 것을 권고하고 있다.

※ 폐경 후 여성의 세포진 검사에서 ASC 혹은 LSIL이 나오면 다음 두 가지 방법을 고려할 수 있다.

- 즉시 colposcopy 혹은 HPV DNA testing을 시행한다.
- 폐경으로 인한 호르몬 결핍으로 질 위축의 증거가 있고 estrogen 치료의 금기가 아니면 질내 estrogen 치료를 시행한다. 치료 끝내고 1주일 후 Pap smear 재검하여 negative면 4~6개월 후 Pap smear를 재검하고, ASC 이상의 병변이 나오면 colposcopy를 시행한다.

2) 자궁경부 선상피 이상(Atypical glandular cells : AGC)

자궁경부 세포진 검사에서 비정상 선상피 이상 소견이 보인 경우는 비정형편평세포(ASC)에서 보다 자궁경부 선상피내암이나 침윤성 선암 등의 위험이 훨씬 큰데 ASC로 나타나 50.8% 환자에서 의미있는 자궁경부 병변이 발견되었다. 따라서 바로 질확대경 검사와 HPV검사, 자궁경관 소파술의 진단적 검사를 시행해야하고 필요한 경우 진단적 원추절제술을 시행한다. 자궁경부 세포진 검사에서 자궁내막 세포의 이상 소견이 나오는 경우도 있는데, 이런 경우에는 바로 자궁내막 검사를 시행한다.

*AIS는 conization에서 negative margin이라도 재발의 위험이 있고, adenocarcinoma의 매우 심각한 전구 병변이기 때문에 임신을 더 이상 원하지 않는 환자는 전자궁적출술을 시행하는 것이 좋다.

3) LSIL(Low grade squamous intraepithelial lesion)

4) HSIL(High grade squamous intraepithelial lesion)

2. 조직학적 결과에 따른 치료 방침

1) CIN1(Cervical intraepithelial neoplasia 1)

Colposcopy가 정상적으로 행해지지 않은 경우에는 원추절제 등의 추가적인 진단 방법을 시행해야 하며, 임산부, 면역 억제환자, 청소년 등의 경우에는 치료를 하지 않고 추적 검사를 시행하는 방법을 선택해야 한다.

2) CIN2, 3(Cervical intraepithelial neoplasia 2, 3)

3) 자궁경부상피내암(CIN)의 치료 방법

- 냉동요법(cryotherapy)
- 레이저 요법(laser therapy)
- 루프 환상투열절제술(loop electrosurgical excision procedure, LEEP)
- 원추절제술(conization)

- 전자궁적출술(total hysterectomy)

여러 가지 치료 방법 중 환자의 상태와 향후 임신을 원하는지 유무, 나이, 동반 질환 등을 고려하여 치료 방침을 정한다.

(1) LEEP conization

가. HSIL 세포진 소견을 보인 환자에서 LEEP conization의 적응증

- 질 확대경진(colposcopy)으로 병변의 경계가 보이지 않을 때
- 편평 원주상피 접합부가 질확대경진상 잘 보이지 않을 때
- 자궁경관내 소파생검(endocervical curettage)에서 CIN2/3의 소견을 보일 때
- 조준생검이나 세포진 검사에서 미세 침윤암이 의심될 때
- 검사자가 침윤성 자궁경부암을 배제하지 못할 때

나. LEEP conization의 시술 방법

- 자궁경부의 변형대(transformation zone : T zone)의 자궁경부 병변술 Schiller test를 이용하여 확인 후 35~55 watt로 병변이나 변형대 주변부에서 5 mm 떨어진 부위를 절제하며 수술 후 원형의 볼(ball)형태의 전극을 이용하여 50~60 watt 맞춘 다음 지혈시킨다.
- 수술 후 추적 검사
  재발율이 10%에 이르므로 3개월 간격으로 1년간 세포진 추적 검사가 필요하다.

(3) 전자궁적출술(Total hysterectomy)

자궁경부 상피내암(CIN)에 있어 전자궁적출술을 시행하는 경우

가. 미세침윤이 있을 때

나. CIN 병변이 원추절제된 자궁경부조직의 경계를 침범하였을 때

나. 양성 부인과 질환이 동반되었을 때

다. 환자가 암 공포증을 가지고 있을 때

라. 원추 절제술 후 환자의 추적 검사가 어려울 때

| 참고문헌 |

1. ACOG Committee on Gynecological Practice. ACOG committee opinion No. 431: routine pelvic examination and cervical cytology screening. Obstet Gynecol. 2009 ;113:1190-1193.
2. American College of Obstetricians and Gynecologists. ACOG Committee Opinion No. 463: Cervical cancer in adolescents: screening, evaluation, and management. Obstet Gynecol. 2010;116:469-72.

Catholic University of Korea 임상진료지침

02

Obstetrics & Gynecology

자궁내막암
Endometrial cancer

자궁내막암은 미국에서는 여성 성기암 중 가장 많은 발생빈도를 보이는 암으로 주로 선진국에서 발생빈도가 높고, 우리나라에서는 자궁경부암보다 낮은 발생빈도를 보이나, 최근 서구화된 생활방식과 식생활, 평균 수명의 연장 등으로 증가하고 있는 추세이다.

자궁내막암은 폐경 여성에서 주로 나타나며 나이가 증가할수록 발생 위험률도 증가한다. 자궁내막암의 발생에 있어 estrogen의 역할은 잘 증명되어 있는데 어떤 형태를 통해서이든지 progesterone의 길항작용이 없는 estrogen의 노출은 자궁내막암의 위험을 증가시킨다.

1. 병인(Pathophysiology)과 위험인자

자궁내막암에는 estrogen 의존성 종양과 비 의존성 종양이 있다. 이 두 가지 type은 서로 다른 원인에 의해 발생하는 것으로 생각되며 호발연령과 예후 등에서 차이를 보인다. 자궁내막암의 평균 발생 연령은 60세이고 대부분 50대 후반과 60대 초반에 호발하며 보통 비만과 고혈압을 동반한 폐경기 여성에서 많다.

Estrogen 의존성 종양

가장 많은 형태이며, 비교적 젊은 폐경기 전후 여성에서 길항작용이 없는 내인성 혹은 외인성 estrogen에 노출된 기왕력과 관련이 있고 대부분 자궁내막증식증으로 시작하여 악성종양으로 발생한다. 조직학적으로 좀더 분화가 좋고 예후도 더 좋다.

Estrogen 비의존성 종양

자궁내막의 estrogen 자극과 관련 없이 발생한 것으로 나이가 많은 폐경기 이후의 여성, 저체중의 마른 여성에서 나타나며 위축성 자궁내막에서 발생한다.

1) 자궁내막암의 위험인자(RR : Relative Risk)

- 비만(RR: 〉50 lb 일 때 10, ≤50 lb 일 때 3)
- 미산부(RR : 2~3)
- 지연 폐경(RR : 2.4)
- 당뇨(RR : 28)
- 길항작용이 없는 estrogen 노출(RR : 4~8)
- 타목시펜(tamoxiphen) 치료(RR : 2~3)
- 비정형 자궁내막 증식증(RR : 8~29)
- 자궁내막 생검상 비정형 자궁내막 증식증을 보인 환자의 25%에서 전자궁적출술 후 조직검사상 잘 분화된 자궁내막암이 발견된다.

2. 진단과 치료

1) 자궁내막암의 진단

(1) 자궁내막암의 증상

- 부정 질 출혈과 질 분비물

• 자궁비대나 골반압통, 둔통, 혈뇨, 빈뇨, 변비 등

자궁내막암으로 진단된 환자의 5% 미만에서만 무증상이었다.

(2) 선별검사

유용한 검사는 없으나 고위험환자에서 질초음파나 자궁내막 생검을 시행해 볼 수 있다. Pap smear는 위음성률이 많아 자궁내막암으로 확인된 환자의 30~50%만이 비정상 소견을 나타내어 선별검사로 이용하기에는 부적당하다.

2) 자궁내막암의 병기 설정 및 치료

(1) 병기

Revised FIGO staging(2008)

Carcinoma of the endometrium(표 2-1)

(2) 병기에 따른 치료 계획

부록의 자궁내막암 NCCN 권고안 2011 참조

가. 1기

전자궁적출술 및 양측부속기 절제술을 시행한다. 질단(vaginal vault)의 재발을 방지하고 림프절 침윤을 치료하기 위해 방사선 치료를 시행할 수 있다. 자궁외 전이의 증거가 없는 경우 자궁적출술 후에 추가적 방사선 치료는 별 효과가 없는 것으로 되어있다.

나. 2기이상

근치적 자궁적출술 및 양측부속기 절제술, 양측 골반림프절 절제술을 시행하고 경우에 따라 수술전후 방사선요법을 병용할 수 있으며 병기가 많이 진행된 경우에는 항암 화학요법을 고려한다.

표 2-1 Carcinoma of the endometrium

Stage	I*	Tumor confined to the corpus uteri
	IA*	No or less than half myometrial invasion
	IB*	Invasion equal to or more than half of the myometrium
Stage	II	Tumor invades cervical stroma, but does not extend beyond the uterus**
Stage	III	Local and/or regional spread of the tumor
	IIIA	Tumor invades the serosa of the corpus uteri and/or adnexae***
	IIIB	Vaginal and/or parametrial involvement***
	IIIC	Metastases to pelvic and/or para-aortic lymph nodes***
	IIIC1	Positive pelvic nodes
	IIIC2	Positive para-aortic lymph nodes with or without positive pelvic lymph nodes
Stage	IV	Tumor invades bladder and/or bowel mucosa, and/or distant metastases
	IVA	Tumor invasion of bladder and/or bowel mucosa
	IVB	Distant metastases, including intra-abdominal metastases and/or inguinal lymph nodes

* Either G1, G2, or G3.
** Endocervical glandular involvement only should be considered as Stage I. And no longer as Stage II.
*** Positive cytology has to be reported separately without changing the stage.

3) 가톨릭중앙의료원 부속병원에서 시행되는 항암약제와 약제별 protocol

부록의 자궁경부암 P.306~320 참조

4) 치료 후 추적검사

가. 처음 2년간은 3~4개월 간격으로 그 이후에는 6개월 간격으로 시행한다.

나. 매 방문때마다 골반 검사를 포함한 이학적 검사(림프절 촉진)와 Pap smear 시행

다. 1년에 한 번 흉부 방사선 검사를 시행

라. 혈장 CA125 농도는 임상경과와 관련이 있으므로 추적검사에 유용하다.

자궁내막암의 치료 후 5년 생존률은 평균 76%이며 병기와 조직학적 분화도에 반비례한다.

| 참고문헌 |

1. Plataniotis G, Castiglione M; ESMO Guidelines Working Group. Endometrial cancer: ESMO Clinical Practice Guidelines for diagnosis, treatment and follow-up. Ann Oncol. 2010;21:v41-5.

Catholic University of Korea 임상진료지침

03 Obstetrics & Gynecology

난소암
Ovarian cancer

상피성 난소암은 난소암의 90%를 차지하고 비상피성 난소종양으로 생식세포암, 미분화세포종, 미성숙 기형종, 내배엽동 종양 등이 있다. 상피성 난소암에는 장액성 난소암이 75%, 점액성 난소암이 20%, 자궁내막양 난소암이 2%를 차지하고 그 외 투명세포암, Brenner 종양등이 이에 속한다. 상피성 난소암은 80%가 폐경기 이후 여성에게서 발생한다.

초기 난소암이 발생되더라도 증상없이 진행되는 것이 대부분이어서 난소암의 70%가 3기 이상의 진행암에서 발견된다.

난소암의 발생위험도는 출산력이 적은 경우, 불임여성, 미산모, 초경 연령이 빨랐거나 폐경이 늦은 여성에서 증가한다. 또한 상피성 난소암의 5~10%는 유전적인 연관성을 가지고 있으므로 가족력 역시 발생 인자로 중요하게 생각되고 있다.

1. 난소암의 진단

1) 난소암의 증상

- 동통
- 복부팽창
- 질 출혈

위장관의 병변없이 복부 이상감, 소화장애등 경미하고 막연한 위장장애

가 생길 수 있고 월경전증후군, 심한 유방 팽창과 동반되는 월경과다, 기능성 출혈등 난소기능장애를 포함한 내분비 장애가 나타날 수 있다. 대부분은 III기 이상 진행될 때 까지 별다른 증상이 없는 것이 특징이다.

2) 난소암 선별검사

초음파 검사, 혈장 CA125 검사 등이 연구되었으나 모두 비용-효과 측면에서 부적합하다고 판단되었다.

(1) 종양관련 항원

- CA 125

  폐경 전 여성에서 난소암의 조기 진단 목적으로 사용하기에는 위음성률이 높아 문제가 있으나 장액성 또는 자궁내막양과 같은 비점액성 상피성 난소암 환자의 치료 효과 판정, 재발 진단, 암조직 잔류 등을 판단하는데 의미가 있어서 혈장 CA125가 35 U/ml 이상으로 측정되면 2차 개복수술시 항상 암 병변이 발견된다고 한다. 또한 폐경 후 여성에서 부속기 종양이 있으면서 CA125가 95 U/ml 이상이면 난소암에 대해 96%의 양성 예측도를 가지므로 부속기 종양이 발견된 폐경 후 여성에서 양성과 악성의 구분에 유용하게 이용될 수 있을 것이다.
- CA 19-9

  점액성 상피성 난소암의 치료 효과 판정 및 추적 검사에 이용한다.

2. 난소암의 병기설정

1) Ovarian cancer Staging

2) Carcinoma of the ovary

3. 난소암의 분류(표 3-1)

1) 상피성 난소암

2) Germ cell tumor

(1) Primitive Germ cell tumor

Dysgerminoma

Yolk sac tumor

Embryonal carcinmoa

Polyembryoma

Non-gestational choricarninoma

Mixed germ cell tumor

(2) Biphasic or triphasic teratoma

Immature teratoma

Mature teratoma

solid

cystic(Dermoid cyst)

Fetiform teratoma

(3) Monodermal teratoma and somatic-type tumors associated with dermoid cysts

Thyroid tumor(Struma ovarii)

Benign

Malignant

Carcinoid

Neruoectodermal tumor

Carcinoma

Melanocytic

표 3-1 American Joint Committee on Cancer(AJCC) TNM and FIGO Staging System for Ovarian Cancer

Primary Tumor(T)			
TNM			FIGO
Categories			Stages
TX			Primary tumor cannot be assessed
T0			No evidence of primary tumor
T1			Tumor limited to ovaries(one or both)
	T1a	IA	Tumor limited to one ovary; capsule intact, no tumor on ovarian surface. No malignant cells in ascites or peritoneal washings*
	T1b	IB	Tumor limited to both ovaries; capsules intact, no tumor on ovarian surface. No malignant cells in ascites or peritoneal washings*
	T1c	IC	Tumor limited to one or both ovaries with any of the following; capsule ruptured, tumor on ovarian surface, malignant cells in ascites, or peritoneal washings*
T2		II	Tumor involves one or both ovaries with pelvic extension*
	T2a	IIA	Extension and/or implants on uterus and/or tube(s). No malignant cells in ascites or peritoneal washings.
	T2b	IIB	Extension to other pelvic tissues. No malignant cells in ascites or peritoneal washings.
	T2c	IIC	Pelvic extension (2a or 2b) with malignant cells in ascites or peritoneal washings
T3			FIGO
		III	Tumor involves one or both ovaries with microscopically confirmed peritoneal metastasis
	and/or		outside the pelvis and/or regional lympy node metastasis
N1	T3a		Microscopic peritoneal metastasis beyond pelvis
	T3b		Microscopic peritoneal metastasis beyond pelvis 2 cm or less in greatest dimension
	T3c		Peritoneal metastasis beyond pelvis more than 2 cm in greatest dimension and/or regional
	and/or		lymph node metastasis
M1	IV		Distant metastasis(excludes peritoneal metastasis)

*Note : The presence of nonmalignant ascites is not classified. The presence of ascites does not affect staging unless malignant cells are present.
Note : Liver capsule metastases are T3/Stage III ; liver parenchymal metastasis, M1/Stage IV. Pleural effusion must have positive cylology for M1/Stage IV.

Sarcoma
Sebaseous tumor
Pituitary-type tumor
Others

4. 난소암의 치료

부록의 난소암의 NCCN 권고안 2011 참조

1) 난소암의 치료

병기에 따라 다르게 시행하며 수술적 종양감축술, 항암 화학요법, 방사선요법, 면역요법, 호르몬요법 등이 있다.

(1) 대략적 계획

I 기초(Ia, Grade I) : 더 이상 치료를 요하지 않는다.
I 기초 이후의 환자는 수술 후 보조 항암요법을 받는다.
II 기 이상 IV기 까지의 환자 : 수술 후 보조 항암 화학요법을 받는다.

(2) 난소암의 종류에 따른 세부 치료 계획 : 부록 참조

5. 상피성 난소암의 예후

나이, 병기, 종양의 분화도, 치료시작시 잔류 병변, 2차 개복술시 소견 등과 관련이 있다. 모든 병기를 통합하여 50세 이전 환자의 5년 생존률은 40%이고 50세 이후는 15%이다.

Irl의 5년 생존률은 분화도에 따라 76~93%로 보고되고, II기는 60~74%, III기 초(IIIa)는 41%, III기 말(IIIb)는 25%, IV기는 11%로 보고되었다.

|참고문헌|

1. American College of Obstetricians and Gynecologists. ACOG Committee Opinion No. 396. Intraperitoneal chemotherapy for ovarian cancer. Obstet Gynecol. 2008;111:249.

Catholic University of Korea 임상진료지침

04
Obstetrics & Gynecology

외음부암
Vulvar cancer

외음부암은 드문 질환으로 여성생식기 악성 종양의 약 4%를 차지한다. 외음부암의 조직학적 소견을 보면 편평세포암이 90%로 가장 흔하고 다음이 흑색종, 선암, 기저세포암, 그리고 육종순의 빈도이다. 외음부암의 진단 평균연력은 65세로 대부분 폐경기에 발생하나 15%는 40세 이전에 발병한다. 원인인자로는 외음부암 환자의 20~60%에서 인유두종 바이러스가 양성으로 보고되고 있어 가장 중요한 인자로 생각되며 가끔 비매독성 성병(lymphogranuloma venereum : 성병성 림프 육아종, granuloma ingninale ; 서혜육아종)과 관련되어 나타난다.

1. 외음부암의 진단

1) 외음부암의 위험인자

- 다수의 성 파트너
- 외음부 사마귀 발생 기왕력 혹은 다른 하부 생식기관의 종양의 기왕력
- 흡연, 면역 억제 환자
- lichen sclerosis나 squamous hyperplasia 같은 암 전구병변의 과거력
- 비만, 고혈압, 당뇨 등의 만성 질환자

※ 외음부암은 인유두종 바이러스와 관련되어 있기 때문에 외음부 사마귀나 다수의 성 파트너 등이 위험인자로 작용하게 된다.

2) 외음부암의 전구 증상

- 외음부의 만성적인 소양감
- 외음부 종괴
- 외음부 출혈, 분비물, 배뇨 곤란

병변은 보통 융기되어 있으며 궤양, 백반 혹은 사마귀 양상을 보인다.

(1) 외음부암을 의심해야 하는 경우

다음과 같은 경우에는 외음부암을 의심하여 종양 전문 부인과 의사에게 의뢰해야 한다.

가. 외음부에 의심병변이 있는 경우 : 치료가 잘 되지 않는 궤양, 만성 통증 및 가려움, 색소 침착성 병변, 종괴

나. 다발성, 복합성, 재발성 침윤 직전의 외음부 병변

다. 외음부에 "파젯 병(Paget's disease)" 이 의심되거나 또는 확진된 경우

※ Tip 파젯병(Paget's disease) 이란?

외분비 혹은 과립 분비한선(e태crine sweat gland), 이출 분비선(appocrine sweat gland), 상피 간세포(epidermal stem cell)에서 기원되며 Paget씨 세포라는 특징적 소견을 보이는 질환으로 피부의 관(duct)을 따라 확산된다. 표재성 흑색종(superficial melanoma)과 감별이 필요하며 20% 미만에서 침윤암이 같이 공존하는 경우가 있으므로 자세한 검사와 정확한 치료가 필요한 질병이다.

2. 외음부암의 치료

1) 수술적 치료(표 4-1)

병소의 근치적 절제술이 가장 기본적인 치료방법이다. 병변의 진행 정도에 따라 서혜부 임파선 절제술을 같이 시행하게 되며, 병변의 절제 정도 역시 광역 국소 절제술, 편측 외음부 절제술, 외음부 절제술 등으로 나뉘어 진다.

부적절하게 국소 광역 절제술을 시행하는 경우치료 실패율이 증가하므로 정확한 staging과 치료가 중요하다.

수술 후 서혜부 골반 림프절의 방사선 치료는 전이가 있는 경우 추천된다.

표 4-1 외음부암의 수술적 치료

Stage	Treatment
VIN	wide local excision or CO_2 laser
T1A (microinvasive)	wide local excision
T1B, T2 (lateral lesion)	radical local excision with ipsilateral groin dessection or radical hemivulvectomy with en bloc ipsilateral inguinal femoral lymphadenectomy
T1B, T2 (midline lesion)	radical vulvectomy with en bloc bilateral groin dissection or bilateral groin dissection with radical vulvectomy (triple incision technique)
T3, T4	radical resection pre or post irradiation rarely exenterative surgery

2) 합병증

- 정신적 합병증
- 성기능 장애
- 배뇨기능 장애
- 하지 림프부종
- 보행장애

외음부암의 수술적 치료는 외음부의 해부학적 변화를 유발하기 때문에 환자에게 정신적 좌절감을 유발하게 되며, 음핵의 손상, 신체 모양 변화로 인한 성기능 장애와 배뇨기능 장애등이 발생한다. 수술 후 발생하는 하지 림프부종은 동통, 보행장애, 재발성 감염, 다리의 변형 등을 유발한다. 따라서 수술 전에 성격과 정신과적 기능에 대한 상담이 필요하며 피부이식, 피판, 골반저 복원 등의 복원수술이 수술 후 환자의 정신적, 신체적 후유증을 예방하기 위해 꼭 필요하다.

3) 예후

외음부암의 5년 생존율은 평균 79%이며 I기에 98%에서 IV기엔 31%로 낮아지게 된다.

| 참고문헌 |

1. Bakalianou K, Liapis A, Iavazzo C, Salakos N, Koyidris S, Kalampokas T, Kondi-Pafiti A. Vulvar cancer: prognostic significance of the clinicopathological characteristics. Eur J Gynaecol Oncol. 2010;31:551-554.

Catholic University of Korea 임상진료지침

05 Obstetrics & Gynecology

질암 Vaginal cancer

질에 원발성으로 생기는 암은 매우 드물며 부인과 악성 종양의 1~2%를 차지한다. 질에 생기는 악성종양은 일단 다른 곳에서 질로 전이된 암인지 감별 진단하는 것이 중요한데 이렇게 전이된 암이 질암의 80~90%를 차지한다. 원발성 질암은 편평세포암이 80~90%를 차지하며 그 외 악성 흑색종, 선세포암, 육종등이 발생할 수 있다. 병변은 주로 질의 후벽, 상부 삼분의 일에 발생하며 질의 편평 세포암이 발생하는 평균 연령은 60세이다.

1. 질암의 진단

1) 위험인자

- 인유두종 바이러스
- 자궁경부암으로 치료 받은 과거력
  30%의 환자가 질암 발병의 최소한 5년 전에 자궁경부암으로 치료를 받은 과거력이 있는 환자이다.
- 방사선 치료의 기왕력
- DES에 노출된 기왕력
- 질상피내암과 같은 암 전구병변

비정상 자궁경부도말검사를 가진 질암의 고위험 여성(DES 노출 여성, 면

역저하자, 하부 성기 질환자), 설명되지 않는 비정상 질 세포도말 검사 결과자, 혹은 질암이 진단되었거나 강력히 의심되는 경우에는 즉시 종양 전문의에게 전과하는 것이 좋다.

2) 질암의 증상

- 통증없는 질 출혈이나 과다한 질 분비물(가장 흔하다)
- 방광통이나 빈뇨 혹은 뇨 저류현상, 이급후중(tenesmus), 변비, 항문 출혈

(1) 질암의 선별검사 : Pap smear

질암의 선별검사는 Pap smear이다. 자궁경부암, 외음부암과 같이 인유두종 바이러스에 의해 발생하기 때문에, 자궁경부암이나 외음부암으로 치료받았던 환자는 치료 후 첫 2년은 3개월마다, 그 후 3년은 6개월 마다, 그 이후는 적어도 1년에 한 번씩은 Pap smear로 경과추적을 해야 한다. 또한 양성 질환으로 자궁적출술을 받은 환자도 3~5년 간격으로 Pap smear를 시행하도록 권장한다.

진단은 질확대경하 생검으로 확진할 수 있다.

2. 질암의 치료

1) 방사선 치료

질암의 일차적인 치료방법은 주로 방사선 치료이다. 완치를 목적으로 하는 일차적 수술치료는 후벽 상부질에 발생한 질암으로 병기 I 을 가진 환자에 제한되어 있다. 자궁까지 전이가 된 경우 근치적 자궁적출술, 상부질 절제술과 골반 임파선 적출술을 시행하기도 한다.

방사선 치료는 대부분의 환자에 있어 일차적으로 시행되는 치료이다. 작은 병소에는 근접 치료를, 큰 병소에는 근접 치료와 원근 치료를 병행한다.

수술과 방사선 치료 모두에서 10~15%의 합병증이 발생하는데 방사선 방광염, 방사선 직장염, 직장 질 누공, 방사선으로 인한 질 괴사, 질 협착 등이 일어날 수 있다. 따라서 모든 여성은 치료와 후유증에 대해 치료 전후에 상담을 받아야 한다.

2) 예후

치료 후 5년 생존률은 대략 42% 정도이고 I기의 경우도 5년 생존률이 70%에 미치지 않아 자궁경부암 혹은 외음부암의 생존률보다 15% 정도나 더 낮다.

Catholic University of Korea 임상진료지침

06

Obstetrics & Gynecology

난관암
Carcinoma of Fallopian tube

난관암은 생식기에 발생하는 가장 드문 종양 중 하나로 여성 생식기 암 중 0.3%를 차지한다. 난관암이 발생하는 평균 연령은 55~60세이다.

난관암의 증상(symptom triad)

- 다량의 물같은 대하
- 골반통
- 골반종괴

폐경 전후 질 출혈과 비정상적인 대하 및 골반통은 50~60%의 환자에서 관찰된다.

난관암을 선별, 진단하기 위한 특별한 방법이나 표지자는 없고 CA125가 치료 후 경과 추적이나 재발의 진단에 이용될 수 있다.

난관암의 병기 및 치료

난관암은 외과적 병기체제를 이용한다. 치료는 상피성 난소암의 치료원칙과 같다. 시험적 개복술을 시행하여 가능한 모든 종양을 제거하고 병기설정 수술을 시행한 후 복합항암 화학요법을 시행한다. 난관암의 치료 후 5년 생존률은 약 40% 정도로 상피성 난소암보다 약간 높게 보고되고 있다.

Catholic University of Korea 임상진료지침

07 Obstetrics & Gynecology

임신성 융모성 질환 Gestational trophoblastic disease

임신성 융모성 질환(GTD : gestational trophoblastic disease)

임신성 융모성 질환이란 드물게 발생하는 종양성 질환으로 진행이 많이 된 상태에서도 항암치료에 반응이 좋기 때문에 완치 가능한 종양이다. 종류로는 완전 포상기태, 부분 포상기태, 태반부착부 융모성 종양(placenta site trophoblastic tumor), 전이성 융모상피 종양(choriocarcinoma) 등이 있다. 포상기태의 경우에는 악성은 아니지만, 질병이 invasion 하는 등 진행은 악성과 같이 나타난다.

임신성 융모 종양(GTT : gestational trophoplastic tumor) 이란 어떤 형태의 임신이던 임신 종결 후에 나타날 수 있는 종양으로, 대부분이 포상기태의 치료 후 발생하며, 기타 정상 임신, 인공/자연 유산, 자궁외 임신 후 발생 가능하다.

1. 포상기태(Hydatidiform mole)

1) 완전 포상기태와 부분 포상기태

포상기태는 완전 포상기태와 부분 포상기태로 나뉘며 서로 다른 조직학적, 임상적 특징을 가진다.

완전 포상기태의 가장 흔한 증상으로 질출혈, 거대 자궁이 있으며 그 외 자간전증, 임신오조, 갑상선 기능 항진증 등의 증상이 나타날 수 있고, 불완

표 7-1

	완전 포상기태	부분 포상기태
태아발생	전혀 없다	있다
Chrionic villi	전반적인 swelling diffuse trophoblastic hyperplasia	부분적인 swelling focal trophoblastic hyperplasia
염색체	46,XX ; 46,XY	삼배수체 (triploid: 69XXX 등)
증상	질 출혈, 거대자궁 임신오조 갑상선 기능 항진증 자간전증	불완전 유산 계류 유산

전 포상기태의 경우는 불완전 유산 혹은 계류유산의 증상과 같이 나타나고 완전 포상기태처럼 전형적인 임상 증상을 나타내지는 않는다.

포상 기태의 발생 원인은 수정시 발생하는 염색체 이상으로 인한다. 정상적으로는 모성 유전자인 23X(혹은 23Y)가 합쳐져 46XX(46XY)가 되는데 반해, 완전 포상기태는 염색체를 함유하고 있지 않은 empty ovum과 부성 유전자가 합쳐져 분열한 결과로 발생한다. 즉, 완전 포상기태의 염색체에는 모성 유전자는 전혀 포함되어 있지 않고 전부 부성 유전자만 포함되어 있다. 부분 포상기태의 경우에는 정상적인 모성 유전자(23X)와 duplication된 부성 유전자(46XX, 46XY, 46YY)가 결합되어 발생하여 결과적으로 삼배수체(69XXX, 69XYY, 69XXY)로 나타낸다(표 7-1).

2) 포상기태 임신의 임상적 진단

포상기태 임신은 초음파와 혈중 hCG 측정으로 진단 가능하다.

(1) 포상 기태 임신의 초음파 소견

가. 완전 포상기태 : 특징적인 vesicular pattern

나. 부분 포상기태 : 태반 조직 내 focal cystic space들이 보이면서 gestational sac의 transverse diameter가 증가하면 진단적 예측도는 90%이다.

(2) hCG 소견

완전 포상기태의 경우, 치료 전 혈중 hCG가 100,000 mIU/ml 이상이거나 자궁이 지나치게 커져 있는 경우, 포막 황체낭(theca lutein cyst)이 6 cm 이상인 경우는 나쁜 예후인자에 해당하는데, 이 경우 치료 후 부분적인 자궁내 invasion이 있을 가능성이 15% → 31%로 증가하고, 다른 부위 전이가 있을 가능성이 4% → 8.8%로 증가한다.

3) 포상기태의 치료

포상기태의 기본 치료는 흡입 소파술이다. 흡입 소파술을 시행하고 임신을 더 이상 원하지 않을 경우 자궁적출술을 시행할 수 있으나 자궁 적출술이 전이를 예방하지는 못한다. 흡입 소파술 후 지속적으로 혈중 β-hCG를 측정해야 하는데, 이 수치가 지속적으로 감소하는 경우에는 local invasion이나 원위부 전이가 없다고 생각되어 추가적인 치료가 필요하지 않지만, 수치가 상승하거나 떨어지지 않는 경우에는 추가적인 항암 치료를 시행해야 한다.

고위험 환자에서 예방적 항암 화학요법을 시행하면 지속성 융모 상피종양(GTT)으로 가는 위험을 줄일 수 있다.

(1) 예방적 항암 화학요법의 적응증(아래 사항 중 하나 이상 해당 시)

가. 혈장 hCG가 10만 mIU/ml 이상

나. 거대 자궁

다. 포막 황체낭(theca lutein cyst)이 6 cm 이상인 경우

4) 포상기태 치료 후 경과추적

β-hCG가 3주 연속 정상이 될 때까지 매주 측정하고, 3주 연속 정상으로 나온 후에는 매달 측정한 값이 6번 연속 정상이 나올 때까지 검사하고 경과추적 기간 동안은 피임을 한다. 피임 방법은 경우 피임제나 차단 피임법을 이용한다.

2. 지속성 임신성 융모 종양 (Persistent gestational trophoblastic tumor)

임신 종결 후 hCG 값이 지속 내지는 상승하는 경우를 일컫는 임상적 용어로 비전이성 융모상피 종양과 전이성 융모상피 종양으로 크게 나누어 볼 수 있다.

1) 비전이성 융모상피 종양(locally invasive GTT)

포상기태 제거 후 15%에서 발생한다. 원위부 전이는 하지 않으나 부분적으로 invasion 하여 자궁벽을 뚫고 복강내 출혈을 유발하거나 질 출혈, 자궁혈관 파열 등을 일으킨다. 크기가 큰 경우 괴사로 인해 염증을 일으켜 심한 질 출혈과 골반통, 패혈증 등을 유발할 수 있다.

(1) 임상 증상

가. 부정기적 질 출혈

나. 포막황체낭(theca lutein cyst)

다. 자궁수축부전, 자궁의 부분적인 확장 소견

라. 지속적 hCG 상승

포상기태 종결 후에는 자궁 근육층이나 다른 장기에 기태 조직 혹은 융모 상피암의 소견을 보이며 비 포상기태 임신 후에는 단지 융모상피암의 소견만 보인다.

※ 태반부착부 융모성 종양(Placenta site trophoblastic tumor)

주로 자궁에 국한되어있는 매우 드문 임신성 융모성 종양으로 hPL (human placental lactogen)을 분비하고 hCG는 소량 분비하여 hPL로 경과 추적을 하게 된다. 항암 화학요법으로 잘 치료되지 않아 전자궁적출술이 유일한 치료법이다.

2) 전이성 융모상피 종양(metastatic GTT)

완전 포상기태 제거 후에는 4% 정도에서만 발생하나 비 포상기태 임신 후 지속성 임신성 융모종양이 발생한 경우에는 전이성인 경우가 증가한다.

(1) 지속성 임신성 융모 종양의 진단

- 선행 임신에 관한 정보를 포함한 과거력 청취와 이학적 검사
- 혈장 hCG를 측정
- 간기능, 신기능, 갑상선 기능 검사
- 말초 백혈구, 혈소판 등 조혈기능 검사

(2) 전이유무를 판단하기 위해 하는 검사

- 흉부 방사선 검사나 컴퓨터 단층 촬영
- 복부 골반 초음파나 컴퓨터 단층 촬영
- 머리의 컴퓨터 단층 촬영이나 자기 공명영상

전이의 가장 흔한 장기는 폐(80%), 질(30%), 골반(20%), 간(10%), 뇌(10%) 순이다. 일단 임신성 융모종양이 진단되면 FIGO, WHO 분류에 따라 전이, 비전이, 저 위험도, 고 위험도로 분류한다.

3) 융모상피 종양의 예후 인자

FIGO scoring system에 따라 다음과 같이 평가한다(표 7-2).

4) 임신성 융모 종양의 병기(표 7-3)

표 7-2 임신성 융모 종양의 예후인자

	0	1	2	4
Age(years)	〈 40	≥ 40	-	-
Antecedent pregnancy	H-Mole	Abortion	Term Pregnancy	-
Interval(months)	〈 4	4~6	7~12	〉 13
Pre-treatment hCG(IU/l)	〈 10^3	10^3 -10^4	10^4 -10^5	≥ 10^5
Largest tumor, including uterine(cm)	〈 3	3~5	≥5	-
Site of metastasis	lung	spleen, kidney	GI tract, liver	Brain
Number of metastases identified		1~4	5~8	〉 8
Previous chemotherapy failed			single drug	2 or more
Total score 〈 4, low risk : 5~7, middle rist : ≥ 8, high risk				

Prognostic score = 7
: High risk and requires intensive combination chemotherapy to achieve remission

표 7-3 Staging of Gestational Trophoblastic Tumor

Stage I	Disease confined to uterine corpus
Stage II	Extending outside uterus but limited to genital structures (adnexae, vagina, broad ligament)
Stage III	Extending to lungs with or without known genital tract involvement
Stage IV	All other metastatic sites

5) 지속성 임신 융모 종양의 치료

(1) 치료방법(표 7-4)

표 7-4 지속성 임신 융모 종양의 치료

Stage I	
초기치료	단독 항암요법 혹은 자궁적출술과 부가 항암요법
치료저항군	복합 항암요법 자궁적출술과 부가 항암요법 부분절제 Pelvic infusion
Stage II, III	
저 위험군a	
초기치료	단독 항암요법
치료저항군	복합 항암요법
고 위험군a	
초기치료	복합 항암요법
치료저항군	2차 복합 항암요법
Stage IV	
초기치료	복합 항암요법
뇌 전이	whole heat irradiation (3,000 cGy) 합병증 치료를 위한 craniotomy
간 전이	합병증 치료를 위한 간 절제
치료저항군	2차 복합 항암요법 hepatic arterial infusion

a. Local resection optional

(2) 치료 후 추적 검사

가. I-III 기 임신성 융모종양

치료 종결 후 hCG가 3주 연속 정상이 나올 때까지 매주 측정하고, 그 후 12개월 연속 정상이 나올 때까지 매달 측정한다.

나. IV 기 임신성 융모종양

3주 연속 정상이 나올 때까지 매주 측정하고, 그 후 24개월 연속 정상치가 나올 때까지 매달 측정한다.

※ 추적 검사 기간동안은 꼭 피임하도록 한다.

(3) 예후

한번 포상기태 임신이나 지속성 임신성 융모종양의 경우에도 다음번에 정상 임신을 기대할 수 있고, 항암 화학요법 치료가 성공적인 경우 정상적 임신 능력을 보유할 수 있다. 임신 후기에 합병증의 위험이나 태아 기형의 위험은 증가하지 않지만 다시 임신이 포상기태가 될 확률은 1%로 증가하게 된다.

가. 임신성 융모성 질환 치료 후 다음 임신시 시행해야 하는 검사

- 임신 1삼분기에 초음파검사를 시행하여 정상적인 임신상태를 확인
- 분만 후 태반 및 잔유물의 조직학적 검사 시행
- 임신 종결 6주 후에 혈장 hCG를 검사하여 융모성 종양 발생의 가능성을 주의깊게 살펴야한다.

Catholic University of Korea 임상진료지침

08

Obstetrics & Gynecology

유방암의 선별검사

Screening Recommendation

1. 양측 유방 촬영(bilateral mammogram)

1) 40세 : 기초 mammogram

2) 40~49세 : 매 1~2년 간격으로 검사

3) 50세 이상 : 매년 검사

2. 유방 자가 검진(Self-examination)

1) 폐경 전 여성 : 매달 생리 기간 5~7일 후 시행

2) 폐경 후 여성 : 매달 같은 날을 정해 놓고 시행

3. 임상적 유방 검사(Clinical breast examination)

1) 20~40세 : 매 3년 마다 의사가 검진

2) 40세 이상 : 매 2~3년 마다 의사가 검진

※ 만약 유방암의 가족력이 있으면 기초 mammogram을 35세에 시작하거나 혹은 어느 연령이든 상관없이 발병한 가족의 가장 어린 나이보다 10년 일찍 검사를 시작하도록 한다. 또한 임상적 유방 검사 역시 가족력이 있는 경우 매년 검진하도록 한다.

암표지자(CA27-29, CA15-3) 검사는 유방암에 대한 선별검사로 추천되지 않는다.

|참고문헌|

1. Obstet Gynecol. 2009 Apr;113(4):957-66.
ACOG Practice Bulletin No. 103: Hereditary breast and ovarian cancer syndrome.
American College of Obstetricians and Gynecologists; ACOG Committee on Practice Bulletins-Gynecology; ACOG Committee on Genetics; Society of Gynecologic Oncologists.
Collaborators: Lu K, Kauff N, Powell CB, Chen LM, Cass I, Lancaster J, Karlan B, Berchuck A, Mutch D.

Catholic University of Korea 임상진료지침

09 Obstetrics & Gynecology

암 선별 검사의 Guideline

1. 일반적 건강검진과 암 검사

모든 여성은 매년 암과 암 전구 병변에 대한 검사를 포함하는 일반적 건강 검진응 시행 받아야한다.

2. 유방암

mammography를 40~49세에는 매 1~2년, 그후에는 매년 시행한다.

3. 자궁경부암

성생활을 했거나 하고 있는 18세 이상의 모든 여성은 Pap smear와 내진을 시행 받아야한다. 만약 매년 시행한 Pap smear에서 세번 이상 정상 소견을 보였다면 저위험군 여성에 한해서 의사 처방하에 검사 간격을 좀 더 늘릴 수 있다.

4. 자궁내막암

자궁내막암이나 그 전구 병변에 대한 선별검사는 비용-효과 측면에서 부적합하고 추천되지 않는다.

5. 난소암

난소암 관련 사망률을 줄이는데 효과적이라고 밝혀진 선별 검사는 없다.

6. 대장암

50세부터 다음 세가지중 하나의 방법으로 검사한다.

1) 매년 대변 잠복혈(occult blood test) 시행하면서 5년에 한번 직장 내시경 검사(flexible sigmoidoscopy) 시행
2) 10년에 한번 대장 내시경 검사(colonoscopy) 시행
3) 5~10년에 한번 double contrast barium enema(DCBE) 시행

※ 매 검사시마다 직장 수지 검사가 행해져야한다.

7. 폐암

선별검사로 적합한 검사가 없다.

| 참고문헌 |

1. ACOG Committee on Gynecologic Practice. ACOG Committee Opinion No. 356: Routine cancer screening. Obstet Gynecol. 2006;108:1611-1613.

[참고] 부인과 암의 병기 설정 정리

1. 자궁경부암 FIGO 병기 설정(표 9-1)

표 9-1 자궁경부암 FIGO 병기 설정

0 기		자궁경부내 국한
I 기		암병소가 자궁 경부내 국한
	I a1	침습깊이 〈 3 mm
	I a2	상피 기저부로부터 3~5 mm 초과 경우 너비가 7 mm를 초과하지 말아야 한다
	I b1	침습깊이 〉 5 mm, 병소가 4 cm 이하
	I b2	침습깊이 〉 5 mm, 병소가 4 cm 이상
II기		병소가 자궁경부를 넘었지만 자궁벽을 포함 안한 경우 질을 포함 하지만, 하부 3/1 포함 안함
	IIa	자궁방 조직을 포함 안한 경우
	IIb	자궁방 조직을 포함한 경우
III기		골반벽 전이 직장 검사상 골반벽과 경부사이사 암조직으로 차있는 경우 질 하부 3/1 포한. 수신증 혹은 신부전
	IIIa	복벽 전이가 없는 경우
	IIIb	복벽 전이 혹은 수신증 혹은 신부전.
IV기		암병소가 골반외 전이. 임상적으로 방광 혹은 직장 점막 전이
	IVa	인접 장기로 전이
	IVb	원거리 장기 전이

2. 외음부암의 병기 결정(표 9-2)

표 9-2 외음부암의 병기 결정

병기	TNM	임상 및 병리 소견
0기	TIS	상피내암
I기	T1N0M0	직경이 2 cm 이하의 종양이 외음부 또는 회음부에 한정됨(림프절 전이 없음)
Ia		I기중 간질침윤이 1 mm 미만인 경우
Ib		I기중 간질 침윤이 1 mm 이상인 경우
II기	T2N0M0	직경이 2 cm 이상의 종양으로 외음부 또는 회음부에 한정된 것 (림프절 전이 없음)
III기	T3N0M0 T3N1M0 T1N1M0 T2N1M0	종양의 크기와 관계없이 1) 하부요도 또는 항문등 인접 부위로 퍼진 것 2) 편측 림프절 전이가 있는 것
IVa기	T1N2M0 T2N2M0 T3N2M0 T4 any N M0	다음 장기에 종양이 침윤된 경우 상부요도, 방광점막, 직장 점막, 골반뼈, 양측림프절 전이
IVb기	Any T, any N M1	골반림프절 전이 포함한 원격전이

3. 질암의 병기 설정(표 9-3)

표 9-3 질암의 병기 설정

0기	상피내암
I기	질벽에 국한되어 있는 암
II기	질벽하 조직에 침투하였으나 골반벽에 파급되지 않은 암
III기	골반벽을 침투한 암
IV기	질골반 또는 방광, 직장의 점막을 침투한 종양
IVa기	인접장기에만 파급된 암
IVb기	원격장기에까지 파급된 암

4. 자궁내막암의 임상적 병기설정(표 9-4)

표 9-4 자궁내막암의 임상적 병기설정

Ⅰ기	암이 자궁경부를 포함한 자궁체부에 국한됨
Ⅰa G123	자궁강의 길이가 8 cm 이하
Ⅰb G123	자궁강의 길이가 8 cm 보다 길때
Ⅱ기	암이 자궁체부와 경부를 침범하였으나 자궁밖으로 퍼지지는 않음
Ⅲ기	암이 자궁밖으로 퍼졌으나 진골반을 넘지 않음
Ⅳ기	암이 진골반을 넘거나 또는 방광, 직장의 점막을 침범
Ⅳa기	방광, 직장, S상결장, 혹은 소장 등 인접장기를 침범
Ⅳb기	원격 장기로 암이 전이됨

5. 자궁내막암의 외과적 병기 설정(수술소견으로 결정되는 병기)(표 9-5)

표 9-5 Carcinoma of the endometrium

Stage	I*	Tumor confined to the corpus uteri
	IA*	No or less than half myometrial invasion
	IB*	Invasion equal to or more than half of the myometrium
Stage	II	Tumor invades cervical stroma, but does not extend beyond the uterus**
Stage	III	Local and/or regional spread of the tumor
	IIIA	Tumor invades the serosa of the corpus uteri and/or adnexae***
	IIIB	Vaginal and/or parametrial involvement***
	IIIC	Metastases to pelvic and/or para-aortic lymph nodes***
	IIIC1	Positive pelvic nodes
	IIIC2	Positive para-aortic lymph nodes with or without positive pelvic lymph nodes

Stage	IV	Tumor invades bladder and/or bowel mucosa, and/or distant metastases
	IVA	Tumor invasion of bladder and/or bowel mucosa
	IVB	Distant metastases, including intra-abdominal metastases and/or inguinal lymph nodes

* Either G1, G2, or G3.
** Endocervical glandular involvement only should be considered as Stage I. And no longer as Stage II.
*** Positive cytology has to be reported separately without changing the stage.

6. 난소암의 병기 설정(표 9-6)

※ 난관암의 병기 설정은 기본적으로 난소암과 같다.

표 9-6 난소암의 병기 설정

I기	난소에 국한된 경우
Ia	편측 난소에 국한, 복수에서 암세포 발견 못할 경우
Ib	양측 난소에 국한, 복수에서 암세포 발견 못할 경우
Ic	편측 혹은 양측 난소에 국한, 복수에서 암세포 발견한 경우
II기	편측 혹은 양측 난소를 포함하여 골반내 전이가 있는 경우
IIa	자궁 혹은 난관에 전이가 있는 경우
IIb	다른 골반 장기로 전이
II c	IIa와 IIb를 포함하며 난소 상피가 파열되었거나 복수에서 암세포가 발견된 경우 편측 혹은 양쪽 난소를 포함하며 골반 외 전이
III기	후복막, 서혜부 임파선 양성 경우, 간 표면전이 암세포가 골반내에 있지만 소장 혹은 장간막으로 전이된 경우
IIIa	암세포가 골반내 국한, 임파선 전이 안함, 그러나 복강 내 현미경하 전이된 경우
IIIb	편측 혹은 양측 난소에 암의 존재가 확인되면서 복강내 전이 크기가 2 cm 미만
IIIc	복강내 전이 크기가 2 cm 이상, 후복막 2 cm 이상, 서혜부 임파선 전이
IV기	편측 혹은 양측 난소 포함하며 원거리 전이 흉수에서 암세포가 발견된 경우

8. 임신 융모성 종양의 병기 설정(표 9-7)

병기에 영향을 미치는 위험인자

1) hCG 〉 100,000 mIU/ml

2) 선행임신의 종결로부터 질병 기간이 6개월 이상

반드시 고려해야할 사항

1) 임신 융모성 종양에 대해 이미 화학 요법을 시행한 병력

2) 태반 부위의 종양은 반드시 별도로 보고되어야 함

3) 조직학적 증명

수술 후 서혜부 골반 림프절의 방사선 치료는 전이가 있는 경우 추천된다.

표 9-7 임신 융모성 종양의 병기 설정

I기	자궁에 국한된 질병
Ia	자궁에 국한되어 있으면서 위험인자가 없는 질병
Ib	자궁에 국한되어 있으면서 1개의 위험인자가 있는 질병
Ib	자궁에 국한되어 있으면서 2개의 위험인자가 있는 질병
II기	자궁 밖으로 파급되었으나 생식기에 국한되어 있는 경우
IIa	자궁 밖으로 파급되었으나 생식기에 국한되어 있고 1개의 위험인자가 없는 경우
IIb	자궁 밖으로 파급되었으나 생식기에 국한되어 있고 1개의 위험인자가 있는 경우
IIc	자궁 밖으로 파급되었으나 생식기에 국한되어 있고 2개의 위험인자가 있는 경우
III기	생식기의 병소 여부에 관계없이 폐에 파급된 경우
IIIa	생식기의 병소 여부에 관계없이 폐에 파급되고 위험인자가 없는 경우
IIIb	생식기의 병소 여부에 관계없이 폐에 파급되고 1개의 위험인자가 있는 경우
IIIc	생식기의 병소 여부에 관계없이 폐에 파급되고 2개의 위험인자가 있는 경우
IV기	폐 이외의 원격전이가 있는 경우
IVa	폐 이외의 원격전이가 있고 위험인자가 없는 경우
IVb	폐 이외의 원격전이가 있고 1개의 위험인자가 있는 경우
IVc	폐 이외의 원격전이가 있고 2개의 위험인자가 있는 경우

부록

01 가톨릭중앙의료원 산하 병원에서 사용되는 산전초음파 검사

- Antenatal Ultrasound Checklist
- Level II Obstetrical Ultrasound Report

02 NCCN Guidline 및 가톨릭중앙의료원 산하 병원에서 사용되는 항암치료 프로토콜

- Cervical cancer chemotherapy protocol
- Uterine cancer chemotherapy protocol
- Epithelial Ovarian cancer chemotherapy protocol
- Germ cell Ovarian cancer chemotherapy protocol
- Gestational trophoblatic Tumor chemotherapy protocol

Antenatal Ultrasound Checklist

Dept. of Obstetrics & Gynecology
Catholic University, Medical College

HISTORY

Menstrual history

LMP ____________ = ____________ weeks today
(Regular __________ Irregular ____ ____________)

Ultrasound history

#1 __________ weeks = ______________ weeks by sonogram
#2 __________ weeks = ______________ weeks by sonogram

FETAL GROWTH PROFILE

GS ______ cm = _________ wks
CRL ______ cm = _________ wks

BPD __________ cm = _________ wks
HC __________ cm = _________ wks
AC __________ cm = _________ wks
FL __________ cm = _________ wks EFW__________gm

GESTATION	PRESENTATION	AMNIOTIC FLUID INDEX	
☐ Singleton	☐ Vertex	LUQ_______	☐ Normal
☐ Twin	☐ Breech	LLQ_______	☐ Oligohydramnios
☐ Other	☐ Transverse	RUQ_______	☐ Hydramious
	☐ Other ___________	RLQ _______	
		TOTAL ___________	

PLACENTA

☐ Anterior ☐ Posterior ☐ Fundal ☐ Lateral RL
☐ Complete Previa ☐ marginal ☐ partial
☐ Low Lying __________ cm from int. Os
☐ Hemorrhage _______ cm x _____ cm location ________

DOPPLER

☐ Umbilical S/D ____ RI ____
☐ L.Uterine S/D ____ RI ____ R.Uterine S/DD ____ RI ____
☐ Diastolic Notch Y N

ADNEXA

Lt. ____________ Rt. ____________

TWIN GESTATION

Membrane Thickness ________ mm

Membrane Layers 1 2 3 4

CERVIX

length __________ cm
funneling ________ cm
width ___________ cm

UTERINE FIBROID

size ____________ cm
location ____________

FETAL ANATOMY

☐ Lateral ventricles ________
☐ Cerebellum ____
☐ Face/Palate _______
☐ Spine _______
☐ Neck _______
☐ Heart rate& Rhythm __
☐ 4-Chamber heart______
☐ Aorta __________
☐ LVOT ______
☐ RVOT
☐ Diaphragm

☐ bowel ____
☐ Stomach___
☐ Abd Wall _________
☐ cord insertion & 3Vessel ____
☐ Kidney R L Both
☐ Bladder
☐
☐ Extremities 1 2 3 4
☐ Placental cord insertion

☐ Female
☐ Male

CUMC sonogram clinic

Level II Obstetrical Ultrasound Checklist

Dept. of Obstetrics & Gynecology
Catholic University of Korea

1. Patient characteristics

1) Age : ____________
2) LMP : ________(yy/mm/dd)
3) EDC : ________(yy/mm/dd)
4) Gest. Age : ______wks
5) Indication ☐ Routine
☐ Others
____

2. Fetal information

1) Fetal Number
☐ Single
☐ Multifetal (☐ 2, ☐ 3, ☐ 4)
2) Presentation
☐ Vertex
☐ Breech
☐ Transverse
☐ Oblique

3. Fetal Biometry

1) BPD : ______ mm ____wks
2) HC : ______ mm ____wks
3) AC : ______ mm ____wks
4) FL : ______ mm ____wks
5) EFW : ______ mm ____wks
(percentile)
6) Gest. Age by sono :
__________wks

4. Head

1) Skull Shape ☐ nl ☐ Brachycephaly
☐ Dolichocephaly
☐ ____________
2) Calvarial Calcification ☐ nl ☐ abnl
3) Brain Parenchyme ☐ nl ☐ abnl
4) Scanning Plane
① Transaxial view ☐ nl ☐ abnl ☐ not seen
② Coronal view ☐ nl ☐ abnl ☐ not seen
③ Saggital view ☐ nl ☐ abnl ☐ not seen
5) BPD Plane ☐ nl ☐ abnl
① Thalamus ☐ nl ☐ abnl
② Cavum Septum Pellucidum
☐ nl ☐ abnl
③ 3rd Ventricle ☐ nl ☐ abnl
④ Falx Cerebri ☐ nl ☐ abnl
6) Transventricular Plane ☐ nl ☐ abnl
① Lat. Ventricle ☐ nl ☐ abnl
(Rt ______ mm, Lt ______ mm)
② Choroid Plexus Cyst ☐ N ☐ Y
7) Transcerebellar Plane ☐ nl ☐ abnl
① Cbll diameter __________ mm
☐ nl ☐ abnl
② Cbll Vermis ☐ nl ☐ abnl
③ Cisterna Magna __________ mm
☐ nl ☐ abnl
④ 4th Ventricle ☐ nl ☐ abnl
⑤ Post. Fossa ☐ nl ☐ abnl
⑥ Banana Sign ☐ N ☐ Y
8) ☐ nl ☐ Microcephaly ☐ Macrocephaly
9) Corpus callosum ☐ nl ☐ abnl
10) Other abnormal findings

5. Face & Neck

1) Eyeballs ☐ nl ☐ abnl
   ① IOD _____ mm OOD _____ mm
   ② Lens ☐ nl ☐ abnl
   ③ Microphthalmos ☐ N ☐ Y
2) Cleft Lip & Palate ☐ N ☐ Y
   (Rt, Lt, Midline, Bilat.)
3) Nose & Nostrils ☐ nl ☐ abnl
   Nasal Bone length __________ mm
4) Facial Flattening ☐ N ☐ Y
5) Frontal Bossing ☐ N ☐ Y
6) Ear ☐ nl ☐ abnl
   ____
7) Chin ☐ nl
   ☐ Micrognathia
8) Cystic Hygroma ☐ N ☐ Y
9) Other abnormal findings
   ____
   ____

6. Spine & Back

1) Curvature ☐ nl ☐ abnl
2) Scanning Plane
   ① Transaxial iew ☐ nl ☐ abnl
   ☐ not seen
   ② Coronal view ☐ nl ☐ abnl
   ☐ not seen
   ③ Saggital view ☐ nl ☐ abnl
   ☐ not seen
3) Spinal Defect ☐ N ☐ Y
   (Level : ~ , Size : mm)
4) Cystic lesion ☐ N ☐ Y
5) Scoliosis ☐ N ☐ Y
6) Other abnormal findings
   ____
   ____

7. Thorax

1) TC : ________ mm _________ wks
   CT ratio : ☐ nl ☐ abnl
   ____
2) Axis of the Heart ☐ nl ☐ abnl
   ____
3) 4 Chamber view ☐ nl ☐ abnl
4) 3 Vessel view ☐ nl ☐ abnl
5) Outflow tract & Great A. view
   ① LVOT ☐ nl ☐ abnl
   ② RVOT ☐ nl ☐ abnl
6) Arch view
   ① Aortic Arch ☐ nl ☐ abnl
   ② Ductal Arch ☐ nl ☐ abnl
7) Septal Defect ☐ N ☐ Y
8) Echogenic Cardiac Focus
   (RV, LV, single, multiple)
   ☐ N ☐ Y
9) Heart Rate
   ☐ nl
   ☐ Arrhythmia
   ☐ Tachycardia
   ☐ Bradycardia
   ☐ Others
10) Pericardial Effusion
   ☐ N ☐ Y
11) Lung
   ☐ n
   ☐ Hypoplasia
   ☐ Cyst
   ☐ Mass
12) Diaphragm ☐ nl ☐ hernia
13) Pleural Effusion ☐ N ☐ Y
14) Other abnormal findings
   ____
   ____
   ____

8. Abdomen

1) Stomach : Lt/Rt ☐ nl
☐ abnl ________
2) Liver : Rt/Lt ☐ nl
☐ abnl ________
3) Choledochal Cyst ☐ N ☐ Y
4) Hyperechogenic Bowel
☐ N ☐ Y
5) Bowel Dilataion ☐ N
☐ Y ________ mm
6) Double Bubble ☐ N ☐ Y
7) Bowel Fluid & Peristalsis
☐ nl ☐ abnl
8) Spleen ☐ nl
☐ abnl ________
9) Abdominal Wall Defect ☐ N ☐ Y
☐ Gastroschisis
☐ Omphalocele
Size : ____ mm Content : ________
10) Abdominal Mass ☐ N ☐ Y
11) Ascites ☐ N ☐ Y
12) Other abnormal findings

____

9. G-U tract

1) Kidney ☐ nl ☐ abnl
Rt Lt
① Pelvis AP ______ mm ______ mm
② Kidney AP ______ mm ______ mm
③ Ratio
④ Kidney Length
______ mm ______ mm
⑤ Hydronephrosis Grade
(0 , 1 , 2 , 3 , 4)
2) Renal Cystic Formation
☐ N ☐ Y
3) Urinary Bladder ☐ nl ☐ abnl
4) Ureterectasis ☐ N ☐ Y
5) Post Urethral Valve
☐ N ☐ Y
6) Other abnormal findings

____

10. Extremities & Bone

1) Tibia ☐ nl ☐ abnl
______ mm ______ wks ____ ~ ____ %o
2) Fibula ☐ nl ☐ abnl
______ mm ______ wks ____ ~ ____ %o
3) Humerus ☐ nl ☐ abnl
______ mm ______ wks ____ ~ ____ %o
4) Ulnar ☐ nl ☐ abnl
______ mm ______ wks ____ ~ ____ %o
5) Postural Configuration ☐ nl ☐ abnl
6) Fingers Rt ________ Lt ________
☐ Clinodactyly ☐ Clenched Hand
☐ Polydactyly ☐ Camptodactyly
7) Toes Rt ________ Lt ________
☐ nl ☐ Polydactyly
☐ Overlapping Toes
☐ Rocker-Bottom Foot
☐ Clubfoot ☐ Sandal Gap
8) Bowing & Fractures ☐ N ☐ Y
9) Pelvic Angle ☐ nl ☐ abnl
10) Hypomineralisation ☐ N ☐ Y
11) Other abnormal findings

____

11. Placenta, Cord & AF

1) Location ☐ ant ☐ post ☐ fundal
2) Previa ☐ N ☐ LL ☐ MG ☐ PA ☐ TO
3) Grade ☐ 0 ☐ I ☐ II ☐ III
4) Placentomegaly ☐ N ☐ Y
5) Placental Shape ☐ nl ☐ abnl
(Circumvallate, Circummarginate, Succenturate)
6) Cord ☐ 2A1V ☐ 1A1V
7) Cord ☐ Hypercoiling ☐ Hypocoiling
8) Cord diameter ____________ mm
9) Cord Cyst/Mass ☐ N ☐ Y
Size : _____ mm Site : __________
10) Amniotic Band ☐ N ☐ Y
11) AFI ☐ nl ☐ Oligo ☐ Poly
Deepest Pocket __________ mm
12) Other abnormal findings

____

12. Doppler

1) Umbilical artery
   ① S/D ratio ________ (5th 〈 〈 95th)
   ② RI ________ (5th 〈 〈 95th)
   ③ PI ________ (5th 〈 〈 95th)
   ④ End-diastolic Flow
   □ nl □ absence □ reverse

2) Uterine artery
   ① S/D ratio ________ (5th 〈 〈 95th)
   ② RI ________ (5th 〈 〈 95th)
   ③ PI ________ (5th 〈 〈 95th)
   ④ Diastolic notch
   □ N □ Y (Rt, Lt)

3) Middle Cerebral Artery
   ① S/D ratio ________ (5th 〈 〈 95th)
   ② RI ________ (5th 〈 〈 95th)
   ③ PI ________ (5th 〈 〈 95th)

4) Umbilical Vein
   □ nl □ abnl

13. Uterus & Adnexae

1) Myoma □ N □ Y
   Size : ________________ mm
   Site : ________________
   Type : ________________

2) Anomaly □ N □ Y
   ____

3) Ovary □ nl □ abnl
   ____

4) Cervix
   ① Length ________________ mm
   ② Funneling □ N □ Y
   width ________________ mm
   length ________________ mm
   Percentage funneling ________ %
   ③ IO change
   (T , Y , V , U)

14. Genitalia

1) Vulvar □
   □ nl
   □ ovarian cyst □ clitorial hypertrophy
   □ others
2) Scrotum □
   □ nl
   □ hydrocele □ micropenis
   □ others
3) Ambigous Genitalia □ N □ Y

15. Diagnosis

____
____
____
____
____

Date ________________
Performed by ________________
Described by ________________

Catholic University of Korea 임상진료지침

01

Obstetrics & Gynecology

Cervical cancer chemotherapy protocol

NCCN Guideline 2011

항암 처방 건강보험관리 공단 보험 기준 고시안

1. Quick Cisplatin-VP16
2. Carboplatin-VP16
3. Topotecan-Cisplatin(Recurrent or advanced cervical cancer)
4. Paclitaxel-Cisplatin (Recurrent or advanced cervical cancer)
5. Paclitaxel-Carboplatin(Recurrent or advanced cervical cancer)
6. Cisplatin-5-FU
7. Carboplatin-5-FU
8. Cisplatin-CCRT for cervical cancer

■ NCCN Guideline : Primary treatment of Cx. ca

CLINICAL STAGE	PRIMARY TREATMENT
Stage IA1 →	Extrafascial hysterectomy or Observe if patient desires fertility of if inoperable (only if cone biopsy has negative margins) or Modified radical hysterectomy of trachelectomy + pelvic lymph node dissection if lymphovascular invasion (category 2B for node dissection)
Stage IA2 →	Radical hysterectomy + pelvic lymph node dissection ± Para-aortic lymph node sampling or Brachytherapy ± pelvic RT(total point A dose: 75~80 Gy)c or Radical trachelectomy + pelvic lymph node dissection ± para-aortic lymph node sampling
Stage IB1 and stage IIA1 →	Radical hysterectomy + pelvic lymph node dission ± para-aortic lymph node sampling(category 1) or Pelvic RT + brachytherapy(total point A dose : 80~85 Gy)c or Radial trachelectomy for tumors 2 cm(Stage IB1) Pelvic lymph node dissection ± para aortic lymph node sampling
Stage IB2 and stage IIA2 (also see CERV-4) →	Pelvic RT + concurrent cisplatin-containing chemotherapyd + brachytherapy(total point A dose ≥ 85 Gy)c(category 1) or Radical hysterectomy + pelvic lymph node dissection Para-aortic lymph node sampling(category 2B) or Pelvic RT + concurrent cisplatin-containing chemotherapyd + brachytherapy(total point A dose 75-80 Gy)c + adjuvant hysterectomy(category 3)

■ NCCN Guideline : Treatment of Cx. ca

CLINICAL STAGE → **PRIMARY TREATMENT**

Stage IB2, Stage IIA2
Stage IIB, IIIA, IIIB, IVA →

- Radiologic imaging only
  - Nagative adenopathy → Pelvic RT[e] + concurrent cisplatin-containing chemotherapy[d] (category)[e] + brachytherapy
  - Positive adenopathy → Consider needle Biopsy
- or
- Surgical staging: Extraperitoneal or laparoscopic lymph node issection (category 2B)
  - Nagative → Pelvic RT[e] + concurrent cisplatin-containing chemotherapy[d] (category 1) + brachytherapy[e]
  - Positive

■ NCCN Guideline : Treatment of Cx. ca

SURGICAL FINDINGS		ADJUVANT TREATMENT		
Negative nodes	→	Pelvic RT if combination of high-risk factors(category 1) (ie, large primary tumor, deep stromal invasion, and/or lymphovascular space invasion) ± concurrent cisplatin-based chemotherapy[d] (category 2B for chemotherapy) or Observe		
Positive pelvic nodes and/or Positive surgical margin and/or Positive parametrium	→	Pelvic RT + concurrent cisplatin-containing chemotherapy[d] (category 1) + vaginal brachytherapy[e]		
Para-aortic lymph node positive by surgical staging → Chest CT or PET-CT scan	→	Negative for distant metastasis	→	Para-aortic lymph node RT[e] + concurrent cisplatin-containing chemotherapy[d] + pelvic RT ± brachytherapy
	→	Positive for distant metastasis → Consider biopsy of suspicious areas as indicated	Negative →	Para-aortic lymph node RT[e] + concurrent cisplatin-containing chemotherapy[d] + pelvic RT ± brachytherapy
			Positive →	Systemic therapy[f] ± individualized RT

■ NCCN Guideline : Treatment of Cx. ca

Stage IB2, IIA2 ; Stage IIB, IIIB, IVA
NODE STATUS

PRIMARY TREATMENT

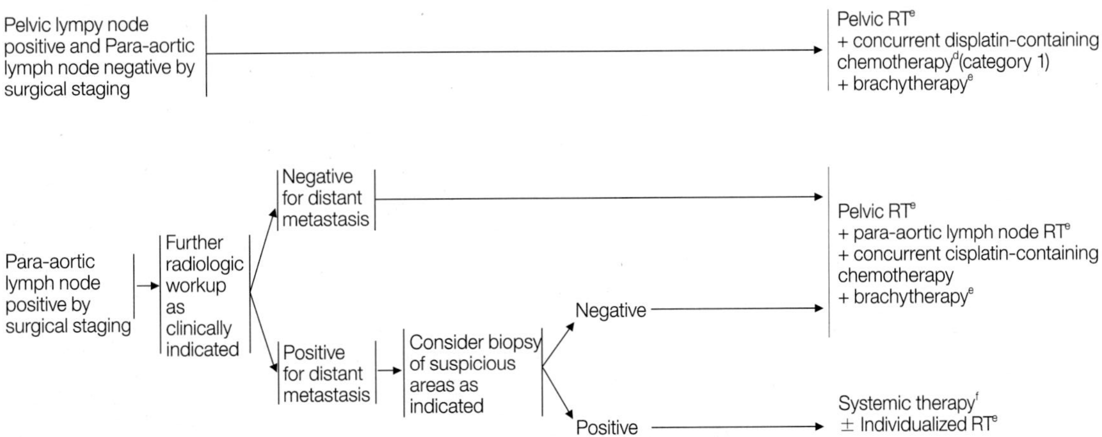

■ NCCN Guideline : Treatment of Cx. ca

INCIDENTAL FINDING OF INVASIVE CANCER AT SIMPLE HYSTERECTOMY

PRIMARY TREATMENT

Stage IA1 → Pathologic review → No lymphovascular space ivasion

Stage IA1 with lymphovascular space invasion or ≥ Stage IA2 →
- H&P
- CBC(including platelets)
- LFT/renal function studies
- Imaging (optional for ≤ stage IB1)
  - Chest x-ray
  - CT or PET-CT scan
  - MRI as indicated

→ Negative margins; negative imaging →
Pelvic RT[e]
+ brachytherapy[e]
± concurrent cisplatin-containing chemotherapy[d]
or
Complete parametrectomy + upper vaginectomy + pelvic lymph node dissection ? para-aortic lymph node sampling
- → Negative nodes → Observe or Optional pelvic RT[e] ± vaginal brachytherapy[e] if large primary tumor, deep stromal invasion and/or lymphovascular space invasion
- → Positive nodes And/or Positive Surgical margin And/or Positive parametrium → Pelvic RT[e] (para-aortic lymph node RT if para-aortic lymph node positive) + concurrent cisplatin-containing chemotherapy[d] ± individualized brachytherapy(if positive vaginal margin)

→ Positive margins, gross resicual disease or positive imaging →
- Imaging negative for nodal disease → Pelvic RT[e] (para-aortic lymph node RT if para-aortic lymph node positive) + concurrent cisplatin-containing chemotherapy[d] ± individualized brachytherapy(if positive vaginal margin)
- Imaging positive for nodal disease → Consider surgical debulking of grossly enlarged nodes → Pelvic RT[e] (para-aortic lymph node RT if para-aortic lymph node positive) + concurrent cisplatin-containing chemotherapy[d] ± individualized brachytherapy(if positive vaginal margin)

■ NCCN Guideline : Surveillance

SURVEILLANCE

- Interval H&P
- Carvical/vaginal cytology every 3-6 mo for 2 y, then every 6 mo for 3-5 yrs, then annually
- Chest x-ray annually(optional)
- CBC, BUN, creatinine every 6 mo(optional)
- PET-CT scan as clinically indicated
- Recommend use of vaginal dilator after RT
- Patient education regarding symptoms

→ Persistent or recurrent disease →

WORKUP

- Additional imaging as clinically indicated
- Surgical exploration in selected cases

→ See Therapy for Relapse (Local/regional metastases)

→ See Therapy for Relapse (Distant metastases)

■ NCCN Guideline : Therapy for recurrence

THERAPY FOR RELAPSE

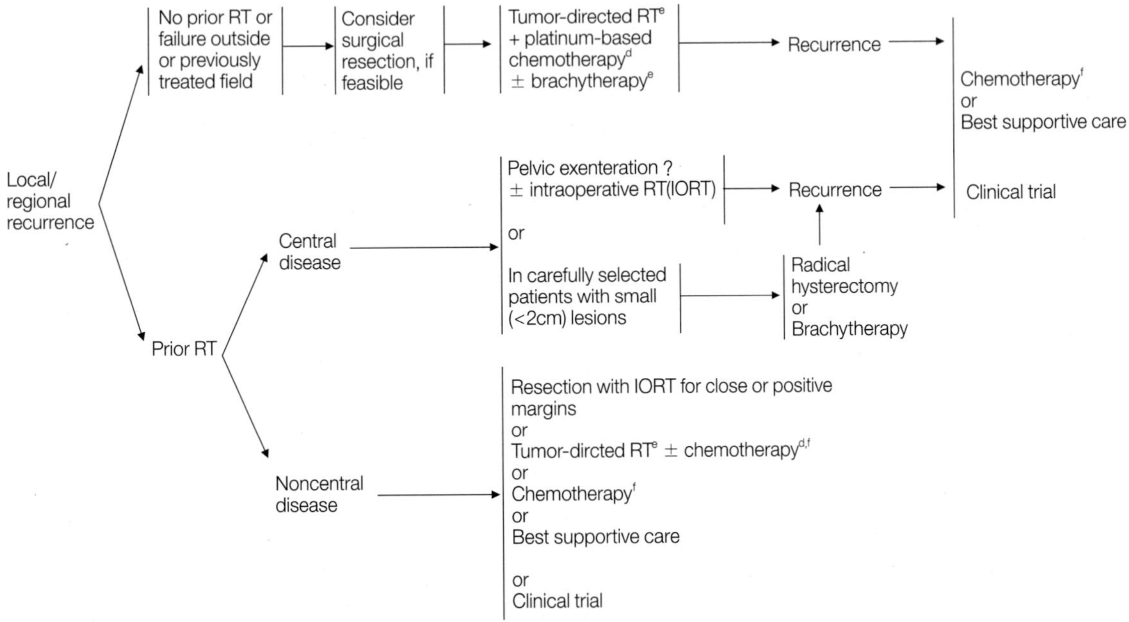

■ NCCN Guideline : Therapy for recurrence

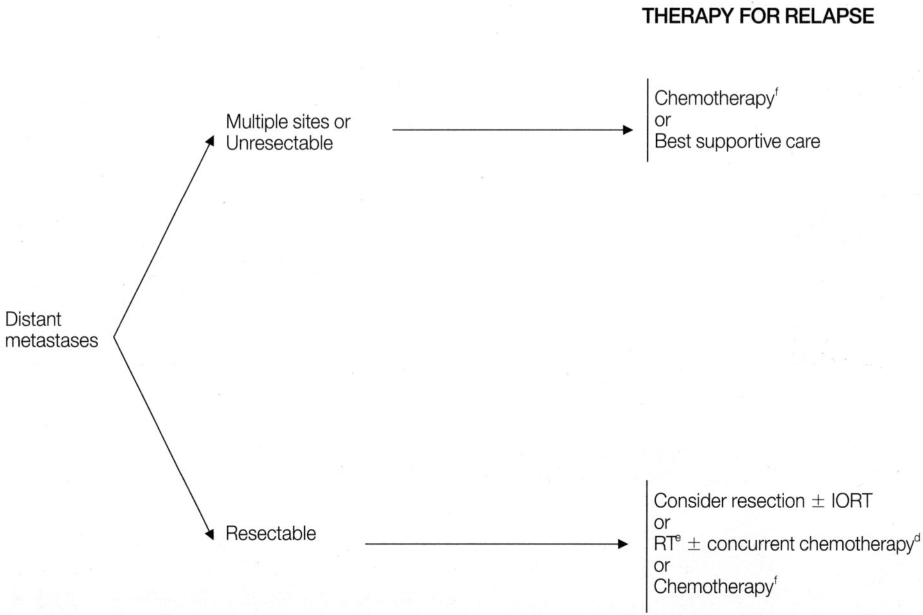

■ NCCN Guideline : Therapy for recurrence

CHEMOTHERAPY REGIMENS FOR RECURRENT OR METASTATIC CERVICAL CANCER
(Strongly consider clinical trial)

First-line combination therapy

- Cisplatin/paclitaxel[1,2]
- Carboplatin/paclitaxel[3]
- Cisplatin/topotecan[4]
- Cisplatin/gemcitabine(category 2B)[5]

Possible first-line single agent therapy

- Cisplatin(preferred as a single agent)[2]
- Carboplatin[6]
- Paclitaxel[7]

Second-line therapy[††]
(Agents listed are category 2B unless otherwise noted)

- Bevacizumab
- Docetaxel
- 5-FU(5-fluorouracil)
- Gemcitabine
- Lfosfamide
- Irinotecan
- Mitomycin
- Topotecan
- Pemetrexed(category 3)
- Vinorelbine(category 3)

건강보험관리 공단 보험 기준 고시안

[1군 항암제 단독 또는 병용요법]

연번	항암화학요법
1	cisplatin
2	fluorouracil-5 + cisplatin
3	etoposide + cisplatin
4	fluorouracil-5 + interferon + carboplatin
5	fluorouracil-5 + interferon + cisplatin
6	cisplatin + bleomycin + ifosfamide
7	ifosfamide + carboplatin 또는 ifosfamide + cisplatin
8	bleomycin + vincristine + mitomycin C + cisplatin
9	vinblastine + bleomycin + cisplatin
10	doxorubicin
11	etoposide 제제
12	vinblastine
13	carboplatin
14	fluorouracil-5 + carboplatin (신설 제2006-6호: 2006.8.1 시행)
15	etoposide + carboplatin (신설 제2006-6호: 2006.8.1 시행)

주 1. 위에서 언급되지 않은 1군 항암제로서, 자궁경부암에 허가받은 약제의 경우에는 "허가사항 범위내에서 환자의 증상 등에 따라 필요·적절하게 투여" 시 요양급여를 인정함

[2군 항암제를 포함한 요법]

연번	항암화학요법	투여대상	투여단계	투여요법
1	paclitaxel + cisplatin	가. 재발성	1차 이상	P
		나. bulky IB2 이상인 자궁경부암 중 다음의 조건 중 한 가지 이상 해당되는 경우 ① 수술 후 골반 림프절(pelvic LN) 양성 ② 수술 후 대동맥 주위 림프절(para-aortic LN) 양성 ③ 수술 후 parametrium 양성	1차 이상	P
		다. 전이성(stage Ⅳ) (개정 제2006-6호: 2006.8.1 시행)	1차 이상	P
2	paclitaxel + carboplatin	가. 재발성	1차 이상	P
		나. bulky IB2 이상인 자궁경부암 중 다음의 조건 중 한 가지 이상 해당되는 경우 ① 수술 후 골반 림프절(pelvic LN) 양성 ② 수술 후 대동맥 주위 림프절(para-aortic LN) 양성 ③ 수술 후 parametrium 양성	1차 이상	P
		다. 전이성(stage Ⅳ) (개정 제2006-6호: 2006.8.1 시행)	1차 이상	P
3	paclitaxel + ifosfamide	가. 재발성	1차 이상	P
		나. bulky IB2 이상인 자궁경부암 중 다음의 조건 중 한 가지 이상 해당되는 경우 ① 수술 후 골반 림프절(pelvic LN) 양성 ② 수술 후 대동맥 주위 림프절(para-aortic LN) 양성 ③ 수술 후 parametrium 양성	1차 이상	P
		다. 전이성(stage Ⅳ) (개정 제2006-6호: 2006.8.1 시행)	1차 이상	P

4	paclitaxel + fluorouracil-5 paclitaxel + fluorouracil-5 paclitaxel + fluorouracil-5	가. 재발성	1차 이상	P
		나. bulky IB2 이상인 자궁경부암 중 다음의 조건 중 한 가지 이상 해당되는 경우 ① 수술 후 골반 림프절(pelvic LN) 양성 ② 수술 후 대동맥 주위 림프절(para-aortic LN) 양성 ③ 수술 후 parametrium 양성	1차 이상	P
		다. 전이성(stage Ⅳ) (개정 제2006-6호: 2006.8.1 시행)	1차 이상	P
5	irinotecan + cisplatin	(삭제 제2010-4호, 2010.2.13일 시행)		
6	irinotecan	(삭제 제2010-4호, 2010.2.13일 시행)		
7	paclitaxel (신설 제2006-6호: 2006.8.1 시행) paclitaxel (신설 제2006-6호: 2006.8.1 시행) paclitaxel (신설 제2006-6호: 2006.8.1 시행)	가. 재발성	1차 이상	P
		나. bulky IB2 이상인 자궁경부암 중 다음의 조건 중 한 가지 이상 해당되는 경우 ① 수술 후 골반 림프절(pelvic LN) 양성 ② 수술 후 대동맥 주위 림프절(para-aortic LN) 양성 ③ 수술 후 parametrium 양성	1차 이상	P
		다. 전이성(stage Ⅳ)	1차 이상	P
8	topotecan + cisplatin (신설 제2007-3호: 2007.4.1 시행) topotecan + cisplatin (신설 제2007-3호: 2007.4.1 시행)	가. 재발성	1차 이상	P
		나. 전이성(stage Ⅳ)	1차 이상	P

※ 투여요법 : P(고식적 요법, palliative)

주1. 국소진행성 자궁경부암(locally advanced cervical cancer)은 "bulky stage IB2 이상" 을 의미함 (cancer, 7th)
  2. 연번 7의 단독요법의 경우 platinum 약제를 사용하기 곤란한 경우에 사용 시 요양급여를 인정함 (신설 제2006-6호:2006.8.1 시행)
  3. (삭제 제2010-12호:2010.12.15 시행)

1. Quick Cisplatin-VP16

Name : (age :) 등록번호 :

진단명 :

Date	Day	Time	chemotherapy drug	other drug	Lab
	H	17:00 PM	5DW10 IV		CBC, BC
			5DS10 IV		
		22:00 PM		H-DXA 20mg IV	
	D1	06:00 AM		H-DXA 20mg IV	
		09:30 AM	NS10 IV + 20mEqKCL + 8mEqMgSO4 for 4hrs		
		10:30 AM	FSMA 20mg IV	RNTDA 1A IV	
				ODT08A 1A IV	
				HOZ 6T #3 PO	
		10:45 AM	25% mannitol 100 cc IV within 15min		
		11:00 AM	( )mg Cisplatin + NS5 500ml IV for 2hrs		
		12:30 AM	FSMA 20 mg IV		
		13:00 PM	( )mg VP16 + NS 500ml IV for 2hr		
		13:30 PM	NS10 IV+ 20mEqKCL + 8mEqMgSO4 for 6hrs		
		14:30 PM		ODT08A 1A IV	
		19:30 PM		ODT08A 1A IV	
				MCPA 1A IV (prn)	
	D2	6:00 AM	5DW10 IV		
			5DS10 IV		
		10:30 AM		ODTZ08 2T #2 PO x 5days	
				RNTDA 1A IV	
		11:00 AM	( )mg VP16 + NS 500ml IV for 2hr		
				MCPA 1A IV (prn)	
	H	6:00 AM	5DW10 IV		CBC, BC
			5DS10 IV		

Cisplatin : 60 mg/m^2 = mg/m^2

VP16 : 100 mg/m^2 = mg/m^2

7~10 days interval(10days)

| 참고문헌 |

1. 김재훈 등. 고위험 자궁 경부암환자에서 Quick Cisplatin-VP16을 이용한 신보조항암요법의 효과. 가톨릭대학교 의과대학 산부인과학교실 대한산부회지 1997; 40(8)

2. Carboplatin-VP16

Name :　　　　(age :　)　　　　등록번호 :

진단명 :

Date	Day	Time	chemotherapy drug	other drug	Lab
	H	17:00 PM	5DW10 IV		CBC, BC,
					tumor marker
			5DS 10 IV		EKG,
					chest x-ray
	D1	10:00AM	5DW10	LZPA 1mg IV	
			5DS10	DEXA 10mg IV	
				RMT03A 1A IV	
				MCPA 1A IV	
	D2	11:00AM	(　)mg Carboplatin + NS 250ml IV (2 hrs)		
		12:00MD	(　)mg Etoposide + NS 500ml IV (2hrs)		
		11:00AM	5DW10	DEXA 10mg IV	
			5DS10	RMT01 1T	
				MCPA(prn)	
		12:00MD	(　)mg Etoposide + NS 500ml IV (2hrs)		
	H	8:00AM	5DW10 IV	RMT01 1T	CBC,BC
			5DS10 IV		

Carboplatin : 300 mg/m^2 = 　　mg/m^2

VP16 : 100 mg/m^2 = 　　　mg/m^2

21 days interval

|참고문헌|

1. FH van Wijk, C Lhommé , G Bolis, V. Scotto di Palumbo, S Tumolo, M Nooij, et al. Phase II study of carboplatin in patients with advanced or recurrent endometrial carcinoma. A trial of the EORTC Gynaecological Cancer Group. Eur J Cancer. 2003 Jan; 39(1): 78-85

3. Topotecan–Cisplatin(Recurrent or advanced cervical cancer)

Name :   (age :   )   등록번호 :

진단명 :

Date	Day	Time	chemotherapy drug	other drug	Lab
	H	17:00PM	5DW10 IV 5DS 10 IV		CBC, BC
	D1	10:00AM	5DW10 IV		
		11:00AM		H-DXA 10mg IV famotidine 20mg IV	
		11:30AM		RMT03A 1A IV	
			( )mg Topotecan(0.75mg/m2) + NS 100mL IV (30min)		
		14:30PM	NS 1L mix with + 20mEq KCl + 8mEq MgSO4 for 4 hrs		
		15:30PM		FSMA 1A IV Emend 125 mg po	
		16:00 PM	( )mg Cisplatin (50mg/m2) + NS 500 mL IV(1 hr)		
		17:30PM		MCPA 1A(prn) FSMA 1A IV	
		18:00PM	NS 1L mix with 20mEq KCl + 8mEq MgSO4 for 4hrs		
	H	10:00AM	5DW10 IV		CBC
		11:00 AM		H-DXA 10mg IV famotidine 20mg IV	
		11:30AM	( )mg Topotecan (0.75mg/m2) + NS 100mL IV(30min)		
				RMT01 1T or Emend 80mg po H-DXA 1A IV(prn)	

Cisplatin : 50 mg/m^2 = mg/m^2

Topotecan : 0.75 mg/m^2 = mg/m^2

21 days interval, 6 cycles

|참고문헌|

1. Fiorica et al. Phase II trial of topotecan and cisplatin in persistent or recurrent squamous and nonsquamous carcinomas of the cervix. Gynecol Oncol 2002; 85: 89-94: Overall response rate: 30~33%

2. Long III HJ, et al. Randomized phase III trial of cisplatin with or without. topotecan in carcinoma of the uterine cervix: a Gynecologic Oncology Group study J Clin Oncol 2005; 23: 4626-33: Overall response rate 27% (GOG179)

4. Paclitaxel–Cisplatin(Recurrent or advanced cervical cancer)

Name : (age :) 등록번호 :

진단명 :

Date	Day	Time	chemotherapy drug	other drug	Lab
	H	17:00 PM	5DW10 IV 5DS 10 IV		CBC, BC
	D1	06:30 AM		H-DXA 10mg IV	
		11:00 AM		H-DXA 10mg IV HOZ 6T #3 PO	
		11:30AM	( )mg Paclitaxel + 5DW 500mL IV for 24hrs	RMT03A 1A IV	
		14:30PM	NS 1L mix with + 20mEq KCl + 8mEqMgSO4 for 4rs		
		15:30PM		FSMA 1A IV	
		16:00 PM	( )mg Cisplatin + NS 500mL IV over 3hrs	RMT03A 1A IV	
		17:30PM	FSMA 1A IV	MCPA 1A(prn)	
		18:00PM	NS 1L mix with 20 mEq KCl + 8 mEq MgSO4 for 4hrs 5DW10 IV 5DS10 IV		
	H	10:00 AM	5DW10 IV 5DS10 IV	RMT01 IT PO MCPA 1A IV (prn)	CBC, BC

Paclitaxel : 135 mg/m^2= mg

Cisplatin : 50 mg/m^2 = mg

21 days interval

| 참고문헌 |

1. First-line chemotherapy with paclitaxel and platinum for advanced and recurrent cancer of the cervix- A phase II study. Gynecol oncol 1999; 75(3): 334-7
2. Paclitaxel and cisplatin as first-line therapy in recurrent or advanced squamous cell carcinoma of the cervix: a gynecologic oncology group study. J Clin Oncol 1999; 17(9): 2676-80
3. Paclitaxel and cisplatin as first-line therapy in recurrent or advanced squamous cell carcinoma of the cervix: a gynecologic oncology group study. J Clin Oncol 1999; 17(9): 2676-80
4. Phase III study of cisplatin with or without paclitaxel in stage IVB, recurrent or persistent squamous cell carcinoma of the cervix: a Gynecologic Oncology Group study. J Clin Oncol 2004; 22(15): 3113-9

5. Paclitaxel-Carboplatin(Recurrent or advanced cervical cancer)

Name : (age :) 등록번호 :

진단명 :

Date	Day	Time	chemotherapy drug	other drug	Lab
	H	7:00PM	5DW10 IV	CBC, BC	
			5DS10 IV		
	D1	6:30AM		H-DXA 10mg IV	
		11:00AM		H-DXA 10mg IV CMDA 300mg IV	
		11:30AM	( )mg Paclitaxel + 5DW 500mL IV for 3hrs	RMT03A 1A IV	
		14:30PM	( )mg Carboplatin + NS 100mL IV over 30 min	MCPA 1A IV(prn)	
				5DW10 IV 5DS10 IV	
	H	10:00AM	5DW10 IV 5DS10 IV	RMT01 1T PO MCPA 1A IV(prn)	CBC, BC

Paclitaxel : 175 mg/m^2 = mg

Carboplatin : AUC 5~6 mg/m^2 = mg

21days interval

| 참고문헌 |

1. Optimal therapy of advanced ovarian cancer: carboplatin and paclitaxel vs. cisplatin and paclitaxel. Int J Gynecol Cancer 2003; 13: 735-740
2. Phase III randomized study of cisplatin versus paclitaxel versus cisplatin and paclitaxel in patients with suboptimal stage III or IV ovarian cancer: A Gynecologic Oncology Group Study. J Clin Oncol 2000; 18: 106-115
3. Paclitaxel and carboplatin for recurrent or persistent cancer of the cervix. Cancer Investigation 2004; 22(3): 368-73
4. Carboplatin and paclitaxel for advanced and recurrent cervical carcinoma: The British Columbia Cancer Agency experience. Gynecol Oncol 2005; 98: 54-8

6. Cisplatin-5-FU

Name : (age :) 등록번호 :

진단명 :

Date	Day	Time	chemotherapy drug	other drug	Lab
	H	17:00PM	NS 2000cc IV		CBC, BC EKG chest x-ray
			NS 2000cc IV		
	D1	09:00AM		LZPA 1mg IV H-DXA 10mg IV RMT03A 1A IV	
		10:00AM		FSMA 40mg	
			5DS10 IV (within 30min)		
		11:00AM	20% mannitol 100cc IV (within 15min)		
		11:15PM	( )mg Cisplatin + NS 500ml IV(1hrs)	MCPA 1A IV(prn)	
		12:15PM	( )mg 5-FU + 5DW 500 ml IV(24hrs)		
			NS 2000cc IV		
	D2	11:00AM		H-DXA 10 mg IV RMT01 1T	
		12:15PM	( )mg 5-FU + 5DW 500ml IV(24hrs)	MCPA 1A IV(prn)	
	H	12:00AM	5DW10 IV 5DS 10 IV	RMT01 1T	CBC, BC

5-FU : 1,000 mg/m^2 = mg (Day 1~4까지 환자상태에 따라 사용)

Cisplatin : 50 mg/m^2= mg

21 days interval

| 참고문헌 |

1. First-line chemotherapy with 5-FU and platinum for advanced and recurrent cancer of the cervix: A Phase II study. J Obstet Gynaecol 2003; 23: 422-425

7. Carboplain-5-FU

Name :　　　　(age :　)　　　　등록번호 :

진단명 :

Date	Day	Time	chemotherapy drug	other drug	Lab
	H	17:00PM	5DW10 IV 5DS10 IV		CBC, BC EKG chest x-ray
	D1		NS 2,000cc IV		
		09:00AM		LZPA 1mg IV H-DXA 10mg IV RMT03 1A IV	
		11:15PM	(　　)mg carboplatin + NS 250ml IV(15min)		
		12:15PM	(　　)mg C-FUA + 5%D/W 1,000ml IV(24hr continuous infusion)	MCPA 1A (prn)	
	D2		5DW 1L, 5DS 1L		
		11:00AM		H-DXA 10mg IV RMT01 1T	
		12:15PM	(　　)mg C-FUA +5% D/W 1,000 ml IV(24hr continuous infusion)	MCPA 1A (prn)	
	H	12:00AM	5% DW10 IV 5% DS 10 IV	RMT01 1T	CBC, BC

5-FU : 1,000 mg/m^2 =　　　mg (Day 1~4까지 환자상태에 따라 사용)

Carboplatin : 300 mg/m^2 =　　　mg

21 days interval

|참고문헌|

1. First-line chemotherapy with 5-FU and platinum for advanced and recurrent cancer of the cervix: A Phase II study. J Obstetrics Gynaecol 2003; 23: 422-425

8. Cisplatin-CCRT for cervical cancer

Name : (age :) 등록번호 :

진단명 :

Date	Day	Time	chemotherapy drug	other drug	Lab
	H	17:00PM	5% DW10 IV 5% DS 10 IV		CBC,BC
	D1	09:00AM	5% DS 1L IV (within 1hr)	RMT03A 1A IV DEXA 10mg IV	
		10:00AM	25% mannitol 100cc IV within 15min		
		10:15AM	( )mg of Cisplatin mix with NS 100cc		
		11:15AM	5DS 1L IV		
		3:00PM		DEXA 10mg #2 IV MCPA 2A #2	
		9:00PM		DEXA 10mg #2 IV MCPA 2A #2	
			Side line으로 5DS10, 5DW10 continuous hydration		

Cisplatin : 40 mg/m^2 /week or 60 mg(fixed)

7 days interval

| 참고문헌 |

1. JS Berek, NF Hacker. Practical gynecologic oncology, 4th Edition, p369

Catholic University of Korea 임상진료지침

02 Uterine cancer chemotherapy protocol

Obstetrics & Gynecology

NCCN Guideline 2011

Classification of uterine sarcoma

Staging of uterine sarcoma

항암 처방 건강보험관리 공단 보험 기준 고시안

1. Cisplatin-Doxorubicin
2. Cisplatin-Ifosphamide

■ NCCN Guideline : Treatment of endometrial carcinoma

INITIAL CLINICAL FINDINGS

Disease limited to the uterus (endometrioid histologies)

- Medically inoperable → **PRIMARY TREATMENT**: Tumor-directed RT[b]
- Operable → Total hysterectomy and bilateral salpingo-oophorectomy(TH/BSO)[c]
  - • Cytology[d]
  - • Lymph node dissection (not random sampling)[e]
    - ▸Pelvic lymphadenectomy
    - ▸Para-aortic lymphadenectomy[f]
  - → Adjuvant Treatment for completely surgically staged:
  - → Incompletely surgically staged

■ NCCN Guideline : Treatment of endometrial carcinoma

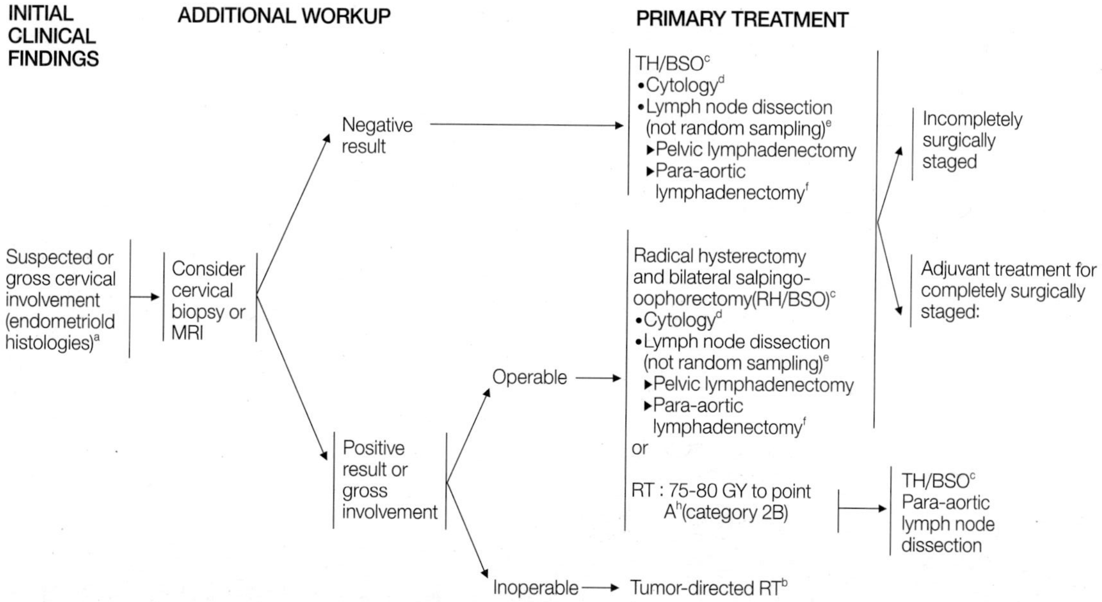

■ NCCN Guideline : Treatment of endometrial carcinoma

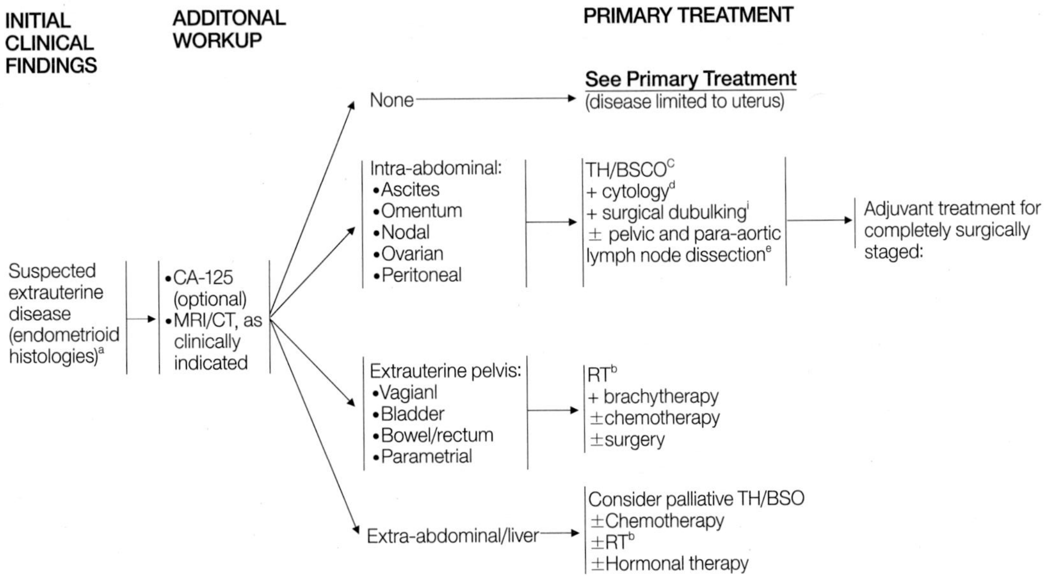

■ NCCN Guideline : Treatment of endometrial carcinoma

All staging in guideline is based on updated 2009 FIGO staging.

CLINICAL FINDINGS / **ADVERSE RISK HISTOLOGIC GRADE/ADJUVANT TREATMENT[b,k] FACTORS[j]**

Clinical findings			G1	G2	G3
Completely surgically staged : Stage	Stage IA(<50%) myometrial invasion	Adverse risk factors not present	Observe	Observe or Vaginal brachytherapy	Observe or Vaginal brachytherapy
		Adverse risk factors present	Observe or Vaginal brachytherapy	Observe or Vaginal brachytherapy and/or pelvic RT (category 2B for pelvic RT)	Observe or Vaginal brachytherapy And/or Pelvic RT
	Stage IB(≥50%) myometrial invasion	Adverse risk factors not present	Observe or Vaginal brachytherapy	Observe or Vaginal brachytherapy	Observe or Vaginal brachytherapy and/or Pelvic RT
		Adverse risk factors present	Observe or Vaginal brachytherapy and/or Pelvic RT	Observe or Vaginal brachytherapy and/or Pelvic RT	Observe or Pelvic RT and/or Vaginal brachytherapy ±chemotherapy[l,m] (category 2B for chemotherapy)

■ NCCN Guideline : Treatment of endometrial carcinoma

All staging in guideline is based on updated 2009 FIGO staging.

CLINICAL FINDINGS	HISTOLOGIC GRADE/ADJUVANT TREATMENT[b,k,m] G1	G2	G3
Completely surgically staged: Stage IIn,o	Vaginal brachytherapy and/or pelvic RT Pelvic RT	Pelvic RT + vaginal branchytherapy	Pelvic RT + vaginal branchytherapy ± chemotherapy[l,m] (category 2B for chemotherapy)
Completely surgically staged: Stage IIIA	Chemotherapy ± RT or Tumor-directed RT ± chemotherapy or Pelvic RT ± vaginal brachytherapy	Chemotherapy ± RT or Tumor-directed RT ± chemotherapy or Pelvic RT ± vaginal brachytherapy	Chemotherapy ± RT or Tumor-directed RT ± chemotherapy or Pelvic RT ± vaginal brachytherapy

■ NCCN Guideline : Treatment of endometrial carcinoma

All staging in guideline is based on updated 2009 FIGO staging.

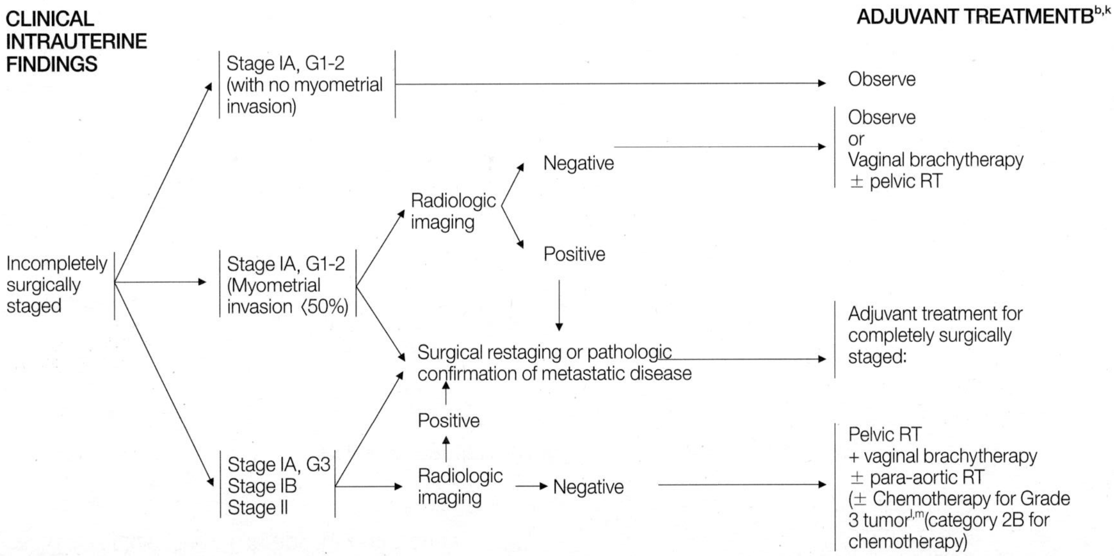

■ NCCN Guideline : Therapy for recurrence

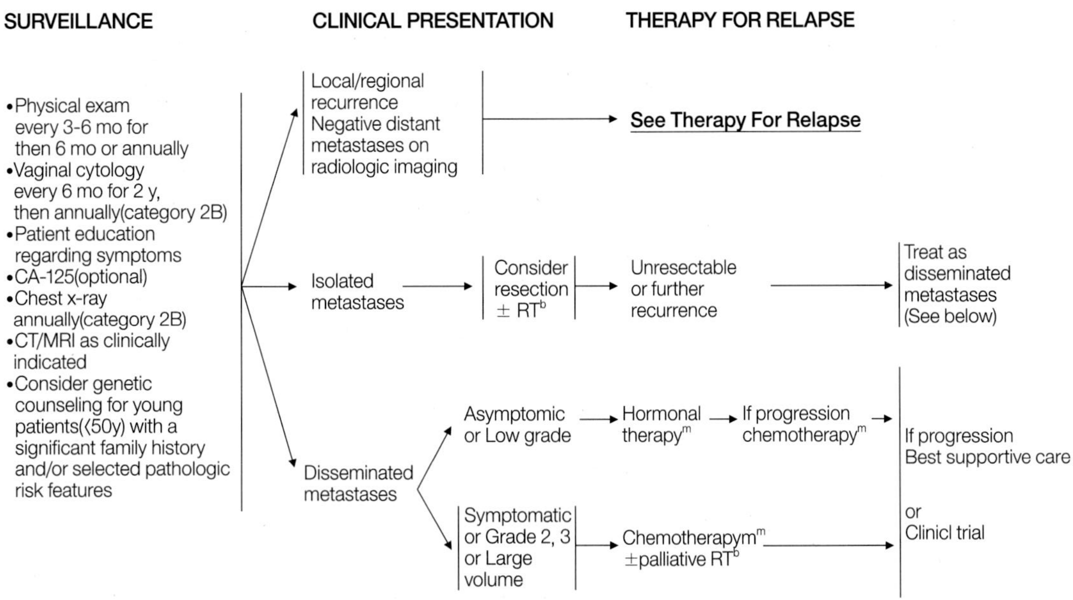

■ NCCN Guideline : Therapy for recurrence

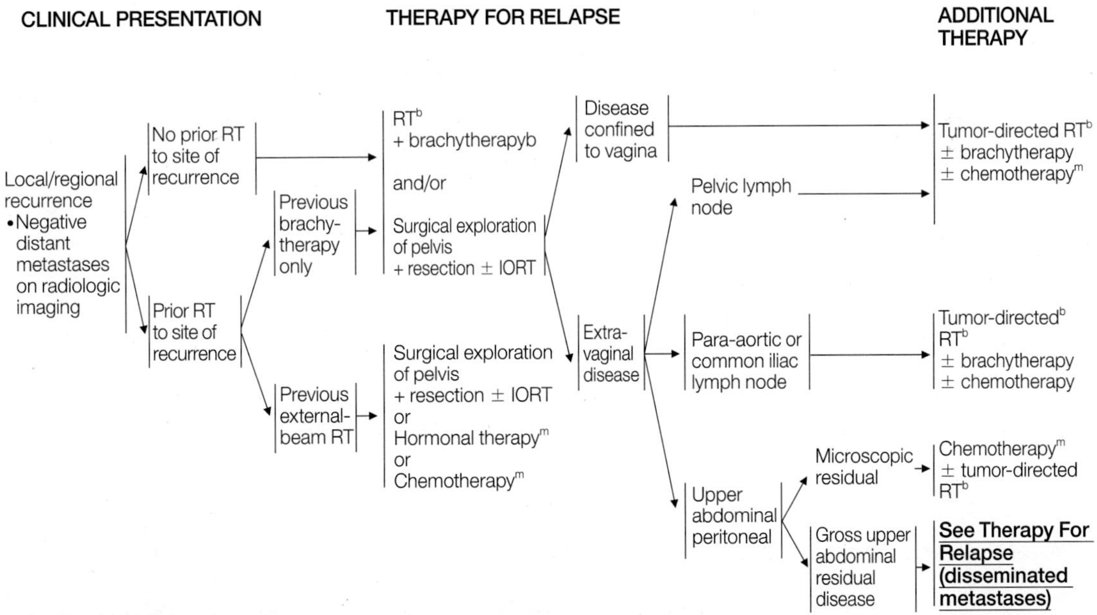

■ NCCN Guideline : Treatment of endometrial carcinoma

PAPILLARY SEROUS OR CLEAR CELL CARCINOMA OF THE ENDOMETRIUM OR CARCINOSARCOMAP

All staging in guideline is based on updated 2009 FIGO staging

Biopsy:
Papillary serous carcinoma
or
Clear cell carcinoma
or Carcinosarcoma[p]

PRIMARY TREATMENT

- Includes surgical staging, as with ovarian cancer
- TH/BSO, pelvic and para-aortic lymph node dissection, cytology, omentectomy, biopsies of peritoneal surfaces (including underside of diaphragm)
- Maximal tumor debulking

ADJUVANT TREATMENT

Stage IA (no myometrial invasion) → Observe or Chemotherapy[m] or Tumor-directed RT[b]

Stage IA (with myometrial invasion), Stage IB, II → Chemotherapy[m] ± tumor-directed RT[b] or Whole abdominopelvic RT ± vaginal brachytherapy(category 3)

Stage III, IV (adequately debulked) → Chemotherapy[m] ± tumor-directed RT[b] or Whole abdominopelvic RT ± vaginal brachytherapy(category 3)

Stage III, IV (inadequately dubulked) → Chemotherapy[m]

■ NCCN Guideline : Therapy for recurrence

SYSTEMIC THERAPY RECURRENT, METASTATIC OR HIGH-RISK DISEASE (STRONGLY ENCURAGE PARTICIPATION IN CLINICAL TRIALS)

HORMONAL THERAPY[2]

- Progestational agents
- Tamoxifen
- Aromatase inhibitors

CHOMOTHERAPY REGIMENS[3]

(Multi-agent chemotherapy regimens preferred, if tolerated)

- Cisplatin/doxorubicin(category 1)
- Cisplatin/doxorubicin/paclitaxel(category 1)
- Ifosfamide plus paclitaxel(category 1 for carcinosarcoma)
- Carboplatin/paclitaxel
- Cisplatin
- Doxorubicin
- Liposomal doxorubicin
- Paclitaxel
- Cisplatin/ifosfamide(for carcinosarcoma)
- Ifosfamide(for carcinosarcoma)

Classification of uterine sarcoma

- Endometrial stromal sarcoma
- Undifferentiated sarcoma
- Leiomyosarcoma

Staging of uterine sarcoma

AJCC Tumor-Node-Metastases(TNM) and International Federation of Gynecology and Obstetrics(FIGO) Surgical Staging Systems for Uterine Sarcomas(includes Leiomyosarcoma and Endometrial Stromal Sarcomas)*

Leiomyosarcoma and Endometrial Stromal Sarcoma

Primary Tumor(T)		
TNM Categories	**FIGO Stage**	**Definition**
TX		Primary tumor cannot be assessed
T0	I	No evidence of primary tumor
T1	IA	Tumor limited to the uterus
T1a	IB	Tumor 5 cm or less in greatest dimension
T1b	II	Tumor more than 5 cm
T2		Tumor extends beyond the uterus, within the pelvis
T2a	IIA	Tumor involves adnexa
T2b	IIB	Tumor involves other pelvis issues
T3	III**	Tumor infiltrates abdominal tissues(not just protruding into the abdomen)
T3a	IIIA	One site
T3b	IIIB	More than one site
T4	IVA	Tumor invades bladder or rectum

Note : Simultaneous tumors of the uterine corpus and ovary/pelvis in association with ovarian/pelvis endometriosis should be classified as independent primary tumors.
* Carcinosarcomas should be staged as carcinomas of the endometrium
** In this stage, lesions must infiltrate abdominal tissues and not just protrude into abdominal cavity.

Regional Lymph Nodes(No)		
TNM Categories	FIGO Stage	Definition
NX		Regional lymph nodes cannot be assessed
N0		No regional lymph node metastasis
N1	IIIC	Regional lymph node metastasis
Distant Metastasis(N)		
MO		No distant metastasis
M2	IVB	Distant metastasis (excluding adnexa, pelvic and abdominal tissues)

■ NCCN Guideline : Treatment of uterine sarcoma

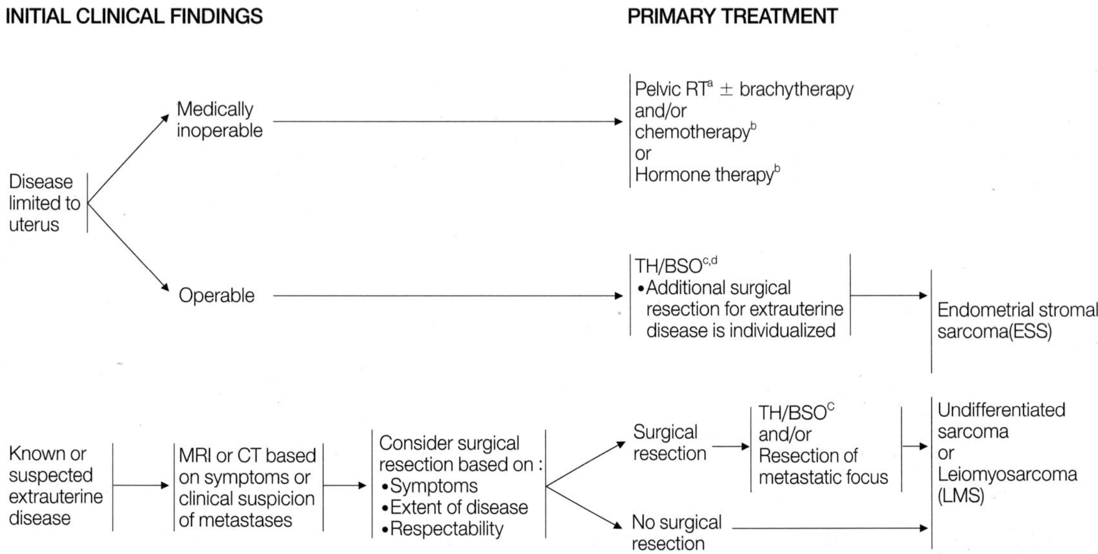

■ NCCN Guideline : Treatment of uterine sarcoma

Pathologic findings/ Histologic Grade[e]		Adjuvant treatment
Endometrial stromal sarcoma(ESS)	Stage I →	Observe or Hormone therapy(category 2B)[b]
	Stage II, III, IVA →	Hormone therapy[b] ± tumor-directed RT[a]
	Stage IVB →	Hormone therapy[b] ± palliative RT

■ NCCN Guideline : Treatment of uterine sarcoma

Pathologic findings/ Histologic grade[e]		Adjuvant treatment
•Undifferentiated sarcoma •Leiomyosarcoma(LMS)	Stage I	•Observe •Consider pelvic RT and/or brachytherapy(category 2B)[a] •Consider chemotherapy (category 2B)[b]
	Stage II, III	•Consider tumor-directed RT[a] •Consider chemotherapy (category 2B)[b]
	Stage IVA	Chemotherapy[b] and/or RT[a]
	Stage IVA	Chemotherapy[b] ± palliative RT

■ NCCN Guideline : Therapy for recurrence

Surveillance

- Physical exam every 3 mo for 2 y, then every 6-12 mo
- Chest x-ray or CT imaging every 6-12 mo
- CT/MRI as clinically indicated
- Other imaging as clinically indicated
- Patient education regarding symptoms

Recurrence → **Therapy for relapse**

- Local recurrence :
  - Vagina
  - Negative chest and abdominal/pelvic CT, confirming local vaginal recurrence

  → **See Therapy For Relapse**

- Isolated metastases
  - Resectable → Consider surgical resection + postoperative chemotherapy[b] or hormone therapy (ESS only)[b] or Chemotherapyb ± palliative RT or Hormone therapy(ESS only)[b]
  - Unresectable → Chemotherapy[b] ± palliative RT or Hormone therapy(ESS only)[b]

- Disseminated disease
  - ESS → Hormone therapy[b] or Supportive care
  - All others → Chemotherapy[b] ± palliative RT or Supportive care

■ NCCN Guideline : Therapy for recurrence

Recurrence **Therapy for relapse**

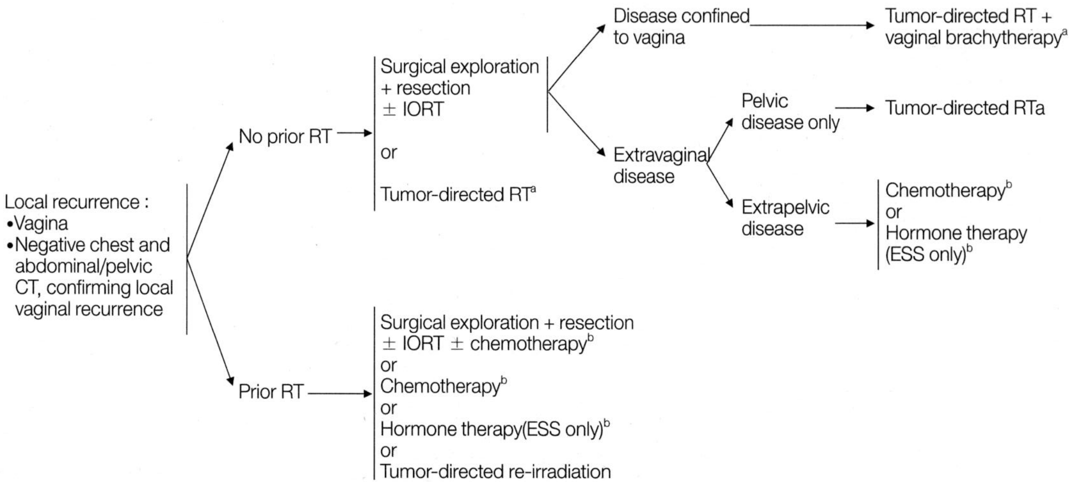

■ NCCN Guideline : Therapy for recurrence

Systemic therapy for uterine sarcoma

Chemotherapy regimens
(Clinical trials strongly recommended)

The following agents can be used as single agents or in combination, as clinically appropriate :

- Doxorubicin
- Gemcitabin/docetaxel
- Other single agent options(category 2B) : Dacarbazine, docetaxel, epirubicin, gemcitabine, ifosfamide, liposomal doxorubicin, and paclitaxel could also be considered

Hormone therapy(ESS only)

- Medroxyprogesterone acetate
- Megestrol acetate
- Aromatase inhibitors(category 2B)
- GnRH analogs(category 2B)
- Tamoxifec(category 2B)

건강보험관리 공단 보험 기준 고시안

[1군 항암제 단독 또는 병용요법]

연번	항암화학요법
1	doxorubicin
2	doxorubicin + cisplatin
3	doxorubicin + carboplatin
4	doxorubicin + carboplatin + cyclophosphamide
5	doxorubicin + cisplatin + cyclophosphamide
6	cisplatin
7	fluorouracil-5 + cisplatin
8	carboplatin
9	tamoxifen
10	progesterone
11	cyclophosphamide + vincristine + doxorubicin + dacarbazine
12	ifosfamide + cisplatin + etoposide
13	ifosfamide + cisplatin

주1. 위에서 언급되지 않은 1군 항암제로서, 자궁암에 허가받은 약제의 경우에는 "허가사항 범위 내에서 환자의 증상 등에 따라 필요·적절하게 투여" 시 요양급여를 인정함

2. 연번 1~10번까지는 자궁내막암에 인정되는 요법, 연번 11~13번까지는 자궁육종에 인정되는 요법임

1. Cisplatin-Doxorubicin (Endometrial Carcinoma, AP)

Name :   (age :   )   등록번호 :

진단명 :

Date	Day	Time	chemotherapy drug	other drug	Lab
	H	17:00PM	5DW10 IV 5DS10 IV		CBC, BC EKG chest x-ray
	D1	09:00 AM		LZPA 1mg IV H-DXA 20mg IV RMT 03A 1A IV Emend 125mg po	
		10:00AM		FSMA 40mg IIV	
			5DS10 1L IV (within 30min)		
		11:00AM	25% mannitol 100 cc IV within 15min		
		11:30AM	( )mg Cisplatin (50mg/m^2) + NS 100ml IV (for 1hr)		
		12:30PM	( )mg Adriamycin (60mg/m^2) + 5DW 100ml IV (over 30min)		
		15:00PM	H-DXA 10mg IV		
	H	09:00AM	Hydration and Discharge RMT01 1T x 3D 또는 H-DX 8T #2 and Emend 80 mg x 2D		CBC, BC

Cisplatin : 50 mg/m^2 =   mg/m^2

Adriamycin(Doxorubicin) : 60 mg/m^2 =   mg/m^2

21 days interval

| 참고문헌 |

1. Randall et al. Randomized phase III trial of whole-abdominal irradiation versus doxorubicin and cisplatin chemotheraphy in advanced endometrial carcinoma: A Gynecologic Oncology Group study. J Clin Oncol 2006; 24: 36-44
2. Fleming et al. Phase III trial of doxorubicin plus cisplatin with or without paclitaxel plus filgrastim in advanced endometrial carcinoma: a Gynecologic Oncology Group Study. J Clin Oncol 2004; 22: 2159-66

2. Cisplatin-Ifosfamide(Uterine Sarcoma)

Name :　　　　(age :　)　　　　등록번호 :

진단명 :

Date	Day	Time	chemotherapy drug	other drug	Lab
	H	10:00AM	5DW10 IV 5DS10 IV		CBC, BC ,UA EKG chest x-ray
	D1	09:00AM	5DW10, 5DS10 IV	CMDA 300mg IVE HOZ 6T #3 PO	
		09:30AM	25% mannitol 100cc IV	MCPA(prn)	
		10:00AM	(　)g of Ifosfamide (1.5g/m^2) + 120mg/m2 Mesna + NS 250mL(24hr)		
		11:30AM		H-DXA 10mg IV RMT03A 1A IV Emend 125 mg po(prn)	
		12:00 PM	(　)mg Cisplatin (20mg/m^2) + NS 100ml IV(15min)		
		11:30AM	NS 1L + 40 mEq KCl + 1 g of 10MgSO4(125gtt)		
		12:30PM		FSMA 40mg IV	
	D2-5		Same as day 1	Check CBC every other day	
	D6	10:00AM	Hydration and discharge		CBC, BC

Cisplatin : 20 mg/m^2 =　　mg/m^2

Ifosfamide : 1.5 g/m^2 =　　mg/m^2, D1~D5

21 days interval

* Grade 3 이상 myelosuppresion 발생시 dose를 80%로 감량하거나 4 day 요법을 시행

| 참고문헌 |

1. Sutton et al. Phase II trial of cisplatin in the treatment of patients with advanced or recurrent mixed mesodermal sarcomas of the uterus. Gynecol Oncol 2005; 96: 630-4
2. Kanjeekal et al. Systemic therapy for advanced uterine sarcoma: A systematic review of the literature. Gynecol Oncol 2005; 97: 624-637

Catholic University of Korea 임상진료지침

03 Obstetrics & Gynecology

Epithelial Ovarian cancer chemotherapy protocol

NCCN Guideline 2011

항암 처방 건강보험관리 공단 보험 기준 고시안

1. Cisplatin-Cyclophosphamide
2. Carboplatin-Cyclophosphamide
3. Cisplatin-Paclitaxel
4. Carboplatin-Paclitaxel
5. Single Docetaxel
6. Cisplatin-Docetaxel
7. Carboplatin-Docetaxel
8. Single Topotecan
9. Single Belotecan
10. Cisplatin-Belotecan
11. Carboplatin-Gemcitabine
12. IP : Paclitaxel-Cisplatin-Paclitaxel

■ NCCN Guideline : Treatment of ovarian caner

Clinical presentation	Workup	Primary treatment[c,d]
Suspicious [a]/palpable pelvic mass detected on abdominal/pelvic mass exam and/or ascites, abdominal distention, and/or Symptoms such as bloating, pelvic or abdominal pain, difficulty eating or feeling full quickly or urinary symptoms(urgency of frequency)[b] without other obvious source of malignancy →	•Obtain family history and consider family history evaluation •Abdominal/pelvic exam •GI evaluation if clinically indicated •Ultrasound and/or abdominal/pelvic CT •Chest imaging •CA-125 or other tumor markers as clinically indicated •Complete blood count(CBC), chemistry profile with liver function test(LFTs) →	Laparotomy/Total abdominal hysterectomy(TAH)/Bilateral salpingo-oophorectomy(BSO) with comprehensive staging[e] or unilateral salpingo-oophorectomy(USO)(Clinical Stage 1A or 1C, all grades with comprehensive staging if patient desires fertility or Cytoreductive surgery[e] if clinical stage II, III, or IV or Consider neoadjuvant chemotherapy[f]/primary interval cytoreduction for patients with bulky stage III/IV who are not surgical candidates[c](diagnosis by fine needle aspiration[FNA], biopsy or paracentesis)
Diagnosis by previous surgery or tissue biopsy (cytopathology) →	•Obtain family history and consider family history evaluation •Ultrasound and/or abdominal/pelvic CT •Chest imaging •CA-125 or other tumor markers as clinically indicated •CBC, chemistry profile with LFTs •Institutional pathology review	

■ NCCN Guideline : Treatment of ovarian caner

Diagnosis by previous surgery

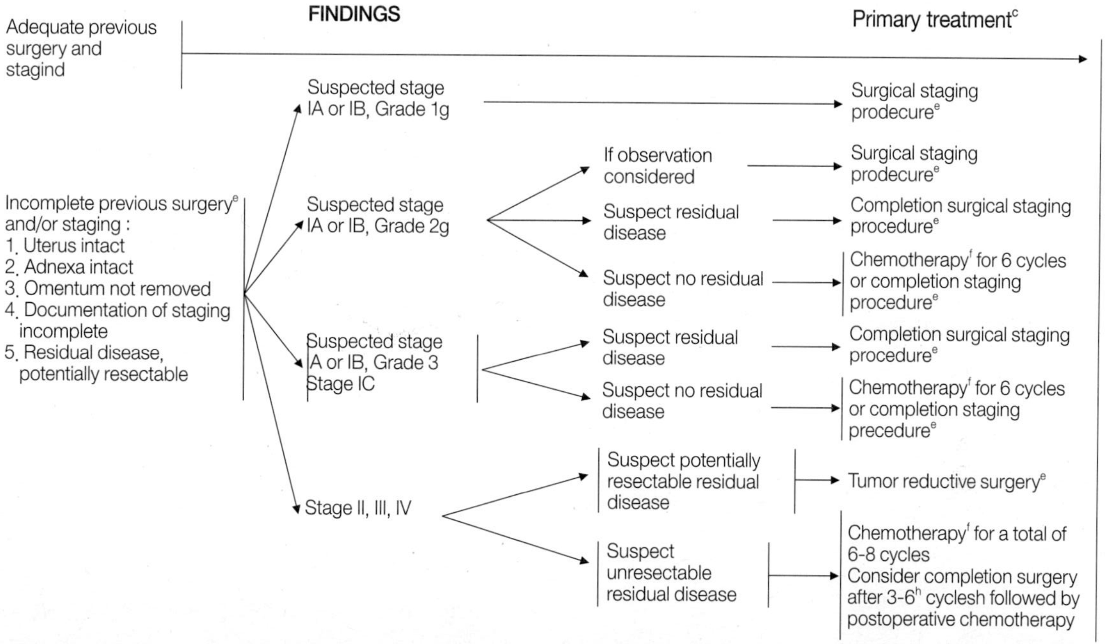

■ NCCN Guideline : Treatment of ovarian caner

Pathologic staging		Primary chemotherapy/Primary Adjuvant Therapy[i,j]	
Stage IA or IB	Grade 1[g]	Observe	See Monitoring/Follow-Up
	Grade 2[g]	Observe or Intravenou(IV) Taxane/carboplatin[f] for 3-6 cycles	See Monitoring/Follow-Up
	Grade 3[g]	IV Taxane/carboplatin[f] for 3-6 cycles	See Monitoring/Follow-Up
		IV Taxane/carboplatin[f] for 3-6 cycles	See Monitoring/Follow-Up
Stage II Stage III Stage IV		Intraperitoneal(IP) chemotherapy[d,f,k] in⟨1 cm optimally debulked Stage II patients and Stage III patients (category 1 for Stage III) or Intravenous Taxane/carboplatin[f,k] for a total 6-8 cycles (category 1) Completion surgery as indicated by tumor response and potential respectability in selected patients[e]	See Secondary Adjuvant

■ NCCN Guideline : Treatment of ovarian caner

Stage II, III, IV
Post primary treatment

Secondary adjuvant therapy

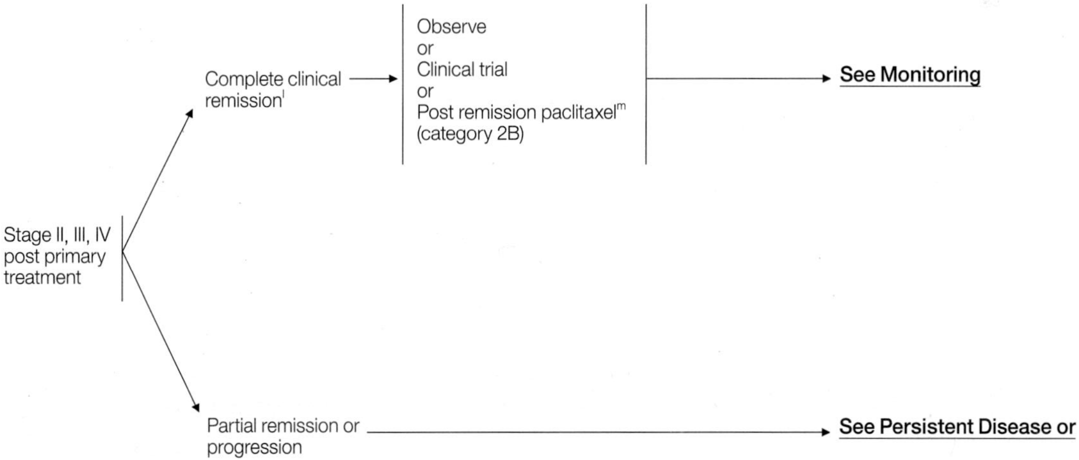

■ NCCN Guideline : Therapy for recurrence

Stage I-IV Complete response

Stage I, II, III, and IV complete response → **Monitoring/Follow-up**

- Visits every 2-4 mo for 2 y, then 3-6 mo for 3 y, then annually after 5 y
- CA-125[n] or other tumor markers every visit if initially elevated
- CBC and chemistry profile as indicated
- Physical exam including pelvic exam
- Chest/abdominal/pelvic CT, MRI, PET-CT, or PET(category 2B for PET) as clinically indicated
- Chest x-ray as indicated
- Consider family history evaluation, if not previously done

Recurrent disease

- Rising CA-125, no previous chemotherapy or Clinical relapse, no previous chemotherapy → Imaging studies : Chest/abdominal/pelvic CT, MRI, PET-CT, or PET(category 2B for PET) as clinically indiated → **See Primary Treatment**
- Clinical relapse, previous chemotherapy → Imaging studies : Chest/abdominal/pelvic CT, MRI, PET-CT, or PET(category 2B for PET) as clinically indiated → **See Therapy for Persistent Disease or Recurrence**
- Serially rising CA-125, previous chemotherapy → Imaging studies : Chest/abdominal/pelvic CT, MRI, PET-CT, or PET(category 2B for PET) as clinically indiated → Delay until clinical relapse(category 2B) or Immediate treatment for recurrent disease (category 2B) or Clinical trial → **See Therapy for Persistent Disease or Recurrence**

■ NCCN Guideline : Therapy for recurrence

Disease status		Therapy for persistent disease of recurrence[o,p,q]
Progression, stable, or persistent disease on primary chemotherapy	→	Clinical trial or Supportive care only or Recurrence therapy[o,q]
Complete remission and relapse 〈 6 mo after stopping chemotherapy or Stage II, III, and IV with partial response	→	Clinical trial or Recurrence therapy[o,q] or Observe(category 2B)
Complete remission and relapse 〉 6 mo after stopping chemotherapy	→ Consider secondary cytoreductive surgery[e] →	Clinical trial or combination on platinum-based chemotherapy[o,q] preferred for first recurrence(category 1) or Recurrence therapy[o,q]

| 351 |

■ NCCN Guideline : Therapy for recurrence

Acceptable Recurrence Therapies

Agents	Cytotoxic Therapy	Hormonal Therapy	Targeted Therapy	Radiation Therapy
Preferred Agents	**Combination if platinum sensitive** Carboplatin/paclitaxel(category 1) Carboplaint/weekly paclitaxel Carboplaint/docetaxel Carboplaint/gemcitabine Carboplaint/liposomal doxorubicin Cisplatin/gemcitabine **Single-agent if platinum sensitive** Carboplaint Cisplatin **Single-agent non-platinum based if platinum resistant** Docetaxel Etoposide, oral Gemcitabine Liposomal doxorubicin Paclitaxel, weekly Topotecan		bevacizumab	
Other potentially active agents	**Single agents** Altetamine Capecitabine Cyciophosphamide Ifosfamide Irinotecan Melphalan Oxaliplatin Paclitaxel Paclitaxel, albumin bound(nab-paclitaxel) Pemetrexed Vinorelbine	Anastrozole Letrozole Leuprolide acetate Megestrol acetate tamoxifen		Palliative localized radiation therapy

352

건강보험관리 공단 보험 기준 고시안

[1군 항암제 단독 또는 병용요법]

연번	항암화학요법
1	bleomycin + etoposide + cisplatin
2	carboplatin
3	carboplatin + cyclophosphamide
4	cisplatin
5	etoposide + cisplatin
6	vinblastine + ifosfamide + cisplatin
7	carboplatin + doxorubicin+ cyclophosphamide
8	cyclophosphamide + doxorubicin + cisplatin
9	cyclophosphamide + cisplatin
10	doxorubicin + ifosfamide
11	vincristine + dactinomycin+ cyclophosphamide
12	etoposide + carboplatin
13	ifosfamide + etoposide
14	ifosfamide + cisplatin
15	cisplatin + vinorelbine
16	dactinomycin + etoposide + methotrexate + cisplatin + vincristine
17	dactinomycin + etoposide + methotrexate + vincristine + cyclophosphamide
18	etoposide 제제
19	vinblastine
20	bleomycin
21	vinorelbine (신설 제2006-6호: 2006.8.1 시행)

1. 위에서 언급되지 않은 1군 항암제로서, 난소암에 허가받은 약제의 경우에는 "허가사항 범위 내에서 환자의 증상 등에 따라 필요·적절하게 투여" 시 요양급여를 인정함
2. 연번 15, 21의 경우와 같이 vinorelbine 관련요법(단독 또는 병용)은 "platinum과 taxane 모두에 저항성이거나 또는 표준 항암화학요법 후" 재발된 상피성 난소암에 투여하는 것이 의학적으로 타당하므로 이를 권장함 (신설 2006-6호:2006.8.1 시행)

[2군 항암제를 포함한 요법]

<table>
<tr><th>연번</th><th>항암화학요법</th><th>투여대상</th><th>투여단계</th><th>투여
요법</th></tr>
<tr><td rowspan="2">1</td><td rowspan="2">docetaxel</td><td>가. 재발성</td><td>1차 이상</td><td>P</td></tr>
<tr><td>나. 재발성 생식세포종양</td><td>1차 이상</td><td>P</td></tr>
<tr><td rowspan="4">2</td><td rowspan="4">docetaxel + carboplatin</td><td>가. stage IA (Grade 2,3)
(개정 제2007-7호: 2007.11.20 시행)</td><td rowspan="3">1차 이상</td><td rowspan="3">P
A</td></tr>
<tr><td>나. stage IB (Grade 2,3)
(개정 제2007-7호: 2007.11.20 시행)</td></tr>
<tr><td>다. stage IC 이상
(개정 제2007-7호: 2007.11.20 시행)</td></tr>
<tr><td>라. 재발성</td><td>1차 이상</td><td>P</td></tr>
<tr><td rowspan="4">3</td><td rowspan="4">docetaxel + cisplatin</td><td>가. stage IA (Grade 2,3)
(개정 제2007-7호: 2007.11.20 시행)</td><td rowspan="3">1차 이상</td><td rowspan="3">A
P</td></tr>
<tr><td>나. stage IB (Grade 2,3)
(개정 제2007-7호: 2007.11.20 시행)</td></tr>
<tr><td>다. stage IC 이상
(개정 제2007-7호: 2007.11.20 시행)</td></tr>
<tr><td>라. 재발성
(개정 제2006-3호: 2006.1.9 시행)</td><td>1차 이상</td><td>P</td></tr>
<tr><td rowspan="2">4</td><td rowspan="2">paclitaxel</td><td>가. 재발성</td><td>1차 이상</td><td rowspan="2">P</td></tr>
<tr><td>나. 재발성 생식세포종양</td><td>2차 이상</td></tr>
<tr><td rowspan="4">5</td><td rowspan="4">paclitaxel + carboplatin</td><td>가. stage IA (Grade 2,3)
(개정 제2007-7호: 2007.11.20 시행)</td><td rowspan="3">1차 이상</td><td rowspan="3">A
P</td></tr>
<tr><td>나. stage IB (Grade 2,3)
(개정 제2007-7호: 2007.11.20 시행)</td></tr>
<tr><td>다. stage IC 이상
(개정 제2007-7호: 2007.11.20 시행)</td></tr>
<tr><td>라. 재발성</td><td>1차 이상</td><td>P</td></tr>
</table>

연번	항암화학요법	투여대상	투여단계	투여요법
6	paclitaxel + cisplatin	가. stage IA (Grade 2,3) (개정 제2007-7호: 2007.11.20 시행)	1차 이상	A P
		나. stage IB (Grade 2,3) (개정 제2007-7호: 2007.11.20 시행)		
		다. stage IC 이상 (개정 제2007-7호: 2007.11.20 시행)		
		라. 재발성 (개정 제2006-3호: 2006.1.9 시행)	1차 이상	P
7	topotecan	가. 재발성	1차 이상	P
		나. 전이성 (개정 제2006-3호: 2006.1.9 시행)	2차 이상	
8	topotecan + carboplatin	가. 재발성	1차 이상	P
		나. 전이성 (개정 제2006-3호: 2006.1.9 시행)	2차 이상	
9	topotecan + cisplatin	가. 재발성	1차 이상	P
		나. 전이성 (개정 제2006-3호: 2006.1.9 시행)	2차 이상	
10	belotecan	가. stage III, IV	2차 이상	P
		나. 재발성 (개정 제2006-3호: 2006.1.9 시행)	3차 이상	
11	irinotecan	(삭제 제2010-4호, 2010.2.13일 시행)		
12	irinotecan + cisplatin	stage III, IV	1차 이상	P
13	weekly paclitaxel	(삭제 제2006-3호: 2006.1.9 시행)		
14	weekly low dose carboplatin + paclitaxel	(삭제 제2006-3호: 2006.1.9 시행)		
15	topotecan + doxorubicin	stage III, IV	2차 이상	P
16	topotecan + etoposide	stage III, IV	2차 이상	P
17	topotecan + ifosfamide	stage III, IV	2차 이상	P
18	biweekly irinotecan	(삭제 제2006-3호: 2006.1.9 시행)		
19	weekly irinotecan	(삭제 제2006-3호: 2006.1.9 시행)		

연번	항암화학요법	투여대상	투여단계	투여요법
20	irinotecan + fluorouracil-5	(삭제 제2010-4호,2010.2.13일 시행)		
21	weekly belotecan	(삭제 제2006-3호: 2006.1.9 시행)		
22	belotecan + cisplatin	가. stage Ⅲ, Ⅳ	2차 이상	P
		나. 재발성 (개정 제2006-3호: 2006.1.9 시행)	1차 이상	
23	docetaxel + etoposide	stage Ⅲ, Ⅳ	2차 이상	P
24	paclitaxel + ifosfamide + cisplatin	stage Ⅲ, Ⅳ	2차 이상	P
25	paclitaxel + cisplatin (Intra-peritoneal) (신설 2006-4호: 2006.8.1 시행, 이미 동 요법을 실시 중인 경우를 고려하여 2006.10.1부터 시행가능)	stage Ⅲ인 환자에서 다음의 조건을 모두 만족하는 경우 ① 수술후 잔류종양이 1 ㎝ 이하 ② GOG PS 2이하	-	A
26	gemcitabine + carboplatin (신설 제2008-1호: 2008.2.1 시행)	다음의 (1)과 (2) 조건을 모두 만족하는 경우 (1) platinum(cisplatin, carboplatin)을 포함한 선행 항암화학요법에 부분관해 이상의 반응을 보이고 (2) 상기 (1) 항암화학요법 후 최소 6개월이 지나서 재발된 전이성 난소암	2차 이상	P, S

※ 투여요법 : A(수술 후 보조요법, adjuvant), P(고식적 요법, palliative), S(구제요법, salvage)

1. Advanced(진행성) 난소암은 stage Ⅲ 또는 Ⅳ인 경우를 의미함 (Cancer,7th)
2. 2군 항암제를 포함한 요법의 투여대상은 조직학적으로 상피성 난소암 (epithelial cell carcinoma)을 의미함 (개정 제2006-3호:2006.1.9 시행)
3. 연번 25번은 식약청에서 지정하는 임상시험 실시기관으로서 다 학제적 위원회에서 동 요법이 반드시 필요하다고 협의한 경우에 한하여 인정함 (개정 제2006-6호:2006.8.1 시행)

1. Cisplatin-Cyclophosphamide

Name :   (age :   )   등록번호 :

진단명 :

Date	Day	Time	chemotherapy drug	other drug	Lab
	H	17:00PM	5DW10 IV		CBC, BC
			5DS10 IV		
	D1	6:00AM	5DW10 IV		
			5DS10 IV	H-DXA 10mg IV	
		11:00AM	NS10 IV + 20mEqKCL + 8mEqMgSO4 for 4hrs		
				H-DXA 10mg IV	
				CMDA 300mg IV	
		12:00MD		FSMA 20mg IV	
		12:15PM	25% Mannitol 100cc IV for 15mins		
		12:30PM	( )mg cisplatin + NS 500cc IV for 30 min		
				RMT03A 1A	
		13:30PM	( )mg Mesna + 5DW50ml IV (side, continuous IV)		
			( )mg cyclophosphamide + NS 500 ml IV for 60min		
		14:00PM		FSMA 20mg IV	
				MCPA 1A IV(prn)	
		15:00PM	NS10 IV+ 20 mEqKCL + 8 mEqMgSO4 for 4hrs		
		17:30PM	( )mg Mesna + 5DW50 ml IV(side, continuous IV)		
		21:30PM	( )mg Mesna + 5DW50 ml IV(side, continuous IV)		
	H	10:00AM	5DW10 IV	RMT01 1T PO	CBC, BC
			5DS10 IV	MCPA 1A IV(prn)	

Cisplatin : 75 mg/m^2 = mg/m^2

Mesna : cyclophosphamide * 0.2

Cyclophosphamide : 750 mg/m^2 = mg/m^2

21 days interval

| 참고문헌 |

1. G. Bolis et al. Weekly Cisplatin given for 2months versus cisplatin plus cyclophosphamide given for 5 months after cytoreductive surgery for advanced ovarian cancer. J Clin Oncol 1997: 1; 1938-1944
2. William P. et al. Cyclophosphamide and cisplatin versus paclitaxel and cisplatin: a phase III randomized trial in patients with suboptimal stage III/IV ovarian cancer (from the gynecologic oncologic group). Semin Oncol 1996; 23(5): 40-47
3. K. Swenerton et al. Cisplatin-Cyclophosphamide Versus Carboplatin-Cyclophosphamide in advanced ovarian cancer: A randomized phase III study of the national cancer institute of Canada clinical trials group. J Clin Oncol 1992; 10: 718-726

2. Carboplatin-Cyclophosphamide

Name : (age :) 등록번호 :

진단명 :

Date	Day	Time	chemotherapy drug	other drug	Lab
	H	17:00 PM	5DW10 IV 5DS10 IV	CBC, BC	
	D1	06:30AM 11:00AM		H-DXA 10mg IV H-DXA 10mg IV CMDA 300mg IV HOZ 6T #3 PO	
		11:30AM	( )mg Paclitaxel + 5DW 500mL IV for 3hrs	RMT03A 1A IV	
		14:30PM	( )mg Carboplatin + NS 100mL IV over 30min 5DW10, 5DS10 추가	MCPA 1A IV(prn)	
	H	10:00AM	5DW10 IV 5DS10 IV	RMT01 1T PO MCPA 1A IV(prn)	CBC, BC

Carboplatin : (AUC = 4-6) = mg/m^2

21 days interval

| 참고문헌 |

1. K. Swenerton et al. Cisplatin-Cyclophosphamide Versus Carboplatin-Cyclophosphamide in advanced ovarian cancer: A randomized phase III study of the national cancer institute of Canada clinical trials group. J Clin Oncol 1992; 10: 718-726

3. Cisplatin-Paclitaxel

Name :   (age :   )   등록번호 :

진단명 :

Date	Day	Time	chemotherapy drug	other drug	Lab
	H	17:00PM	5DW10 IV 5DS 10 IV		CBC, BC
	D1	6:30AM		H-DXA 10mg IV	
		11:00 AM		H-DXA 10mg IV HOZ 6T #3 PO	
		11:30AM	( )mg Paclitaxel + 5DW 500mL IV for 3hrs	RMT03A 1A IV	
		14:30PM	NS 1L mix with + 20mEq KCl + 8mEq MgSO4 for 4hrs		
		15:30PM		FSMA 1A IV	
		16:00 PM	( )mg Cisplatin + NS 500mL IV over 30min	RMT03A 1A IV	
		17:30PM		MCPA 1A(prn) FSMA 1A IV	
		18:00PM	NS 1L mix with + 20mEq KCl + 8mEq MgSO4 for 4hrs 5DW10, 5DS10 추가		
	H	10:00AM	5DW10 IV 5DS10 IV	RMT01 1T PO MCPA 1A IV(prn)	CBC, BC

Paclitaxel : 175 mg/m^2 =   mg/m^2

Cisplatin : 75 mg/m^2 =   mg/m^2

21 days interval

| 참고문헌 |

1. Mcguire WP. et al. Cyclophosphamide and cisplatin compared with paclitaxel and cisplatin in patients with stage III and stage IV ovarian cancer. N Engl J Med 1996;334:1-6
2. Franco M. Muggia, et al. Phase III randomized study of cisplatin versus paclitaxel versus cisplatin and paclitaxel in patients with suboptimal stage III or IV ovarian cancer: A Gynecologic Oncology Group Study. J Clin Oncol 2000; 18: 106-115
3. JS Berek. Practical gynecologic oncology, 4th edition, p482
4. EK Robinsky. Sequences of taxol and cisplatin: A phase I and pharmacologic study. J Clin Oncol 1991; 9: 1692-1703
5. William P. et al. McGuire Cyclophosphamide and cisplatin compared with paclitaxel and cisplatin in patients with stage III and stage IV ovarian cancer.N Engl J Med 1996; 334: 1-6
6. Andreas du Bois. A randomized clinical trial of cisplatin/paclitaxel versus carboplatin/paclitaxel as first line treatment of ovarian cancer. J Natl Cancer Inst 2003; 95(17): 1320-30
7. Eisenhauer EA, European Canadian randomized trial of paclitaxel in relapsed ovarian cancer: high dose VS low dose and long VS short infusion. J Clin Oncol 1994; 12: 2654-66

4. Carboplatin-Paclitaxel

Name :　　　　(age :　)　　　　등록번호 :

진단명 :

Date	Day	Time	chemotherapy drug	other drug	Lab
	H	10:00AM	5DW10 IV 5DS10 IV	RMT01 1T PO MCPA 1A IV(prn)	CBC, BC
	D1	10:00AM		H-DXA 10mg IV RMTO3A 1A IV	
		11:00AM		HOZ 6T #3 P.O	
		12:00MD	(　　)mg C-PXV in NS5 IV(40gtt, within 3hrs)		
		15:00PM	NS5 IV + 10Meq /L KCLA + 1g/L 10MgSA (mixed IV 125gtt)		
		16:00PM	N/S 600ml + carboplatin (　　)mg (within 60min)		
		17:30PM		H-DXA 10mg IV MCPA 10mg IV	
	H	10:00AM	5DW10 IV 5DS10 IV	RMT01 1T PO MCPA 1A IV(prn)	CBC, BC

Taxol : 175 mg/m^2 =　　mg/m^2

Carboplatin : AUC 4~6 =　　mg/m^2

21 days interval

| 참고문헌 |

1. MA Bookman, et al. Optimal therapy of advanced ovarian cancer: carboplatin and paclitaxel vs. cisplatin and paclitaxel. Int J Gynecol Cancer 2003; 13: 735-740
2. PA Vasey, et al. (Scottish Gynaecological Cacner Trial Group). Phase III Randomized Trial of Docetaxel-Carboplatin Versus Paclitaxel-Carboplatin as First-line Chemotherapy for Ovarian Carcinoma. J Natl Cancer Inst 2004; 96(22): 1682-91
3. Ozol, et al. Phase III trial of carboplatin and Paclitaxel compared with cisplatin and paclitaxel in patients with optimally resected stage III ovarian cancer: GOG study group. J Clin Oncol 2003; 21: 3194-3200

5. Single Docetaxel

Name : (age :) 등록번호 :

진단명 :

Date	Day	Time	chemotherapy drug	other drug	Lab
	H	17:00PM	5DW10 IV 5DS10 IV	CBC, BC	
	D1	10:30AM	5DW10 5DS10 I	H-DXA 20mg IV CMDA 300mg IV HOZ 6T #3 P.O.	
		11:00AM	( )mg Docetaxel mix with 5DW 250ml IV (within 1hrs)	FSMA 1A IV	
		15:00PM		RMTO3A 1A IV MCPA 1A IV(prn)	
	H	10:00AM	5DW10 IV 5DS10 IV	RMT01 1T x 3D MCPA 1A IV	CBC, BC

Docetaxel : 75 mg/m^2 = mg/m^2

21 days interval

|참고문헌|

1. P. Francis, et al. Phase II trial of docetaxel in patients with platinum-refractory advanced ovarian cancer. J Clin Oncol 1994 Nov; 12(11): 2301-8

2. N. Katsumatal, et al. A phase II trial of docetaxel in platinum pre-treated patients with advanced epithelial ovarian cancer: a Japanese cooperative study. Ann Oncol 2000 Dec; 11(12): 1531-6

3. Docetaxel in the treatment of ovarian cancer. Oncology (Williston Park). 2002 Jun; 16(6 Suppl 6): 73-81
4. M. Markman, et al. Phase II trial of single agent docetaxel in platinum and paclitaxel-refractory ovarian cancer, fallopian tube cancer, and primary carcinoma of the peritoneum. Gynecol Oncol 2003; 91(3): 573-6

6. Cisplatin-Docetaxel

Name : (age :) 등록번호 :

진단명 :

Date	Day	Time	chemotherapy drug	other drug	Lab
	H	17:00PM	5DW10 IV 5DS10 IV	DEXA 10mg IV	CBC, BC tumor marker
	D1	09:00AM	5DW10 IV 5DS10IV	DEXA 10mg IV CMDA 300mg IV HOZ 6T #3 P.O.	
		11:00AM	( )mg of Docetaxel mix in 5DW 250ml IV(within 1hr)		
		12:00MD	NS10 IV + 20mEq /L KCLA + 10MgSO4 1g(4hrs)		
		13:00PM		FSMA 20mg IV	
		13:15PM	25MI 100cc IV		
		14:00PM	( )mg of Cisplatin Mix with NS 500cc(1mg/min)	RMTO3A 1A IV	
		16:00 PM	NS10 IV + 20mEq /L KCLA + 10MgSO4 1g (4hrs)		
		17:00PM		FSMA 20mg iv	
	H			RMT01 1T	CBC, BC
		10:00AM	5DW 10 IV 5DS 10 IV	MCPA 1A IV H-DXA 10mg IV	

Docetaxel : 75 mg/m^2 = mg/m^2

Cisplatin : 75 mg/m^2 = mg/m^2

21 days interval

| 참고문헌 |

1. J. Paul, et al. Docetaxel and Cisplatin in Combination as First-Line Chemotherapy for Advanced Epithelial Ovarian Cancer. J Clin Oncol 1999: 17(7); 2069-2080
2. J. Kigawa, et al. Feasibility study comparing docetaxel-cisplatin versus docetaxel-carboplatin as first-line chemotherapy for ovarian cancer. Gynecol Oncol. 2006 Jun; 101(3): 495-8

7. Carboplatin-Docetaxel

Name :　　　　(age :　)　　　　등록번호 :

진단명 :

Date	Day	Time	chemotherapy drug	other drug	Lab
	H	10:00AM	5DW10 IV 5DS10 IV		CBC, BC
	D1	09:00AM	5DW10IV 5DS10IV		
		11:00AM		H-DEXA 10mg IV CMDA 300mg IV RMT03A 1A IV HOZ 6T #3 P.O. (11AM,5PM,10PM)	
		12:00MD	Docetaxel (　)mg in 5DW 200ml IV (within 60min)		
		15:00PM	5DS 500ml + 5mEq/L KCLA + 1g/L 10MgSA(mixed IV ,125gtt)		
		15:15PM		FSMA 20mg IV	
		15:45PM	25M1 100cc IV(150gtt, within 15min)		
		16:00PM	N/S 500ml + carboplatin (　)mg IV (within 30min)	H-DEXA 10mg IV	
	H	10:00AM	5DW10 IV		CBC, BC
		11:00AM	5DS10 IV	H-DEXA, MCPA iv. RMT01 1T#1	

Docetaxel : 75 mg/m^2 = 　mg/m^2

Carboplatin : AUC(4~6) = 　mg/m^2

21 days interval

| 참고문헌 |

1. HG. Strauss et al. Phase II trial of docetaxel and carboplatin in recurrent platinum-sensitive ovarian, peritoneal and tubal cancer. Gynecol Oncol. 2007; 104(3): 612-6
2. JP. Fisterer, et al. Docetaxel and carboplatin as first-line chemotherapy in patients with advanced gynecological tumors. A phase I/II trial of the Arbeitsgemeinschaft Gynakologische Onkologie (AGO-OVAR) Ovarian Cancer Study Group. Gynecol Oncol. 2004; 92(3): 949-56
3. Vasey PA., et al. Phase III randomized trial of docetaxel-carboplatin vs paclitaxel-carboplatin as first-line chemotherapy for ovarian carcinoma. J Natl Cancer Inst 2004; 96(22): 1682-91
4. M. Markman, et al. Combination chemotherapy with carboplatin and docetaxel in the treatment of cancers of the ovary and fallopian tube and primary carcinoma of the peritoneum. J Clin Oncol 2001; 19(7): 1901-5

8. Single Topotecan

Name : (age :) 등록번호:

진단명 :

Date	Day	Time	chemotherapy drug	other drug			Lab
	H	17:00PM	5DW10 IV				CBC, BC
			5DS10 IV				
	D1	10:00AM	5DW10 IV				
		11:00AM		H-DXA	10mg	IV	
				famotidine	20mg	IV	
		11:30AM	( )mg topotecan	RMT03A	1A	IV	
			+ NS500mL IV for 30min	MCPA	1A	IV(prn)	
	D2	10:00AM	5DW10 IV				CBC
		11:00AM		H-DXA	10mg	IV	
				famotidine	20mg	IV	
		11:30AM	( )mg topotecan	RMT01	1T	PO	
			+ NS500mL IV for 30min	MCPA	1A	IV(prn)	
	D3	10:00AM	5DW10 IV				
		11:00AM		H-DXA	10mg	IV	
				famotidine	20mg	IV	
		11:30AM	( )mg topotecan	RMT01	1T	PO	
			+ NS500mL IV for 30min	MCPA	1A	IV(prn)	
	D4	10:00 AM	5DW10 IV				CBC
		11:00 AM		H-DXA	10mg	IV	
				famotidine	20mg	IV	
		11:30AM	( )mg topotecan	RMT01	1T	PO(비)	
			+ NS500mL IV for 30min	MCPA	1A	IV(prn)	
	D5	10:00AM	5DW10 IV				
		11:00AM		H-DXA	10mg	IV	
				famotidine	20mg	IV	
		11:30AM	( )mg topotecan	RMT01	1T	PO(비)	
			+ NS500mL IV for 30min	MCPA	1A	IV(prn)	
	H	10:00 AM	5DW10 IV				CBC, BC
			5DS10 IV				

Topotecan : 1.5 mg/m^2 = mg/m^2

21 days interval

|참고문헌|

1. Topotecan, an active drug in the second-line treatment of epithelial ovarian cancer: results of a large European phase II study. J Clin Oncol 1996; 14: 3056-3061
2. Phase II study of intravenous topotecan as a 5-day infusion for refractory epithelial ovarian carcinoma. J Clin Oncol 1996; 14: 1552-1557

9. Single Belotecan

Name : (age :) 등록번호 :

진단명 :

Date	Day	Time	chemotherapy drug	other drug	Lab
	H	10:00am	HS10 IV NS10 IV		CBC, BC
	D1	11:30AM 12:00MD	5DW1+ Belotecan ( )mg IV (over 30min)	H-DXA 10mg IV	
	D2	11:30AM 12:00MD	5DW1+ Belotecan ( )mg IV (over 30min)	H-DXA 10mg IV	CBC
	D3	11:30AM 12:00MD	5DW1+ Belotecan ( )mg IV (over 30min)	H-DXA 10mg IV	
	D4	11:30AM 12:00MD	5DW1+ Belotecan ( )mg IV (over 30min)	H-DXA 10mg IV	CBC
	D5	11:30AM 12:00MD	5DW1+ Belotecan ( )mg IV (over 30min)	H-DXA 10mg IV	
	H	10:00AM	HS10 1L NS10 1L		CBC, BC

Belotecan : 0.5 mg/m^2 = mg/m^2

21 days interval

| 참고문헌 |

1. Preclinical and Phase I Clinical Studies with Ckd-602, 1 Novel Camptothecin Derivative. Ann N Y Acad Sci 2001; 922: 324-5(phse I study)

10. Belotecan-Cisplatin

Name :　　　(age : 　)　　　등록번호 :

진단명 :

Date	Day	Time	chemotherapy drug	other dru	Lab
	H	17:00PM	5DW10 IV		CBC, BC
			5DS10 IV		
	D1~4	10:00AM	5DW10 IV		
		11:00AM		H-DXA 10mg IV	
				famotidine 20mg IV	
		11:30AM		RMT03A 1A IV	
			(　　)mg belootecan	RMT03A 1A IV	
			+ 5DW1 IV for 30min	MCPA 1A IV(prn)	
	D5	10:00AM	5DW10 IV		
		11:00AM		H-DXA 10mg IV	
				famotidine 20mg IV	
				RMT03A 1A IV	
		11:30AM	(　　)mg belotecan	RMT03A 1A I	
			+ 5DW10 IV for 30min	MCPA 1A IV(prn)	
		14:30PM	NS 1L mix with + 20mEq KCl + 8mEq MgSO4 for 4Hrs		
		15:30PM		FSMA 1A IV	
		16:00 PM	(　　)mg Cispla tin	RMT03A 1A IV	
			+ 5DW1 IV (1mg/min)		
		17:30PM		MCPA 1A(prn)	
				FSMA 1A IV	
		18:00PM	NS 1L mix with		
			+ 20mEq KCl		
			+ 8mEq MgSO4 for 4Hrs		
			5DW10, 5DS10 추가		
	H	10:00 AM	5DW10, 5DS10 IV		CBC, BC

Belotecan : 0.3 mg/m^2 =　　mg/m^2

Cisplatin : 60 mg/m^2 =　　mg/m^2

21 days interval

11. Carboplatin-Gemcitabin

이름 : (age :) 등록번호 :

진단명 :

Date	Day	Time	chemotherapy drug	other drug			Lab
	H	5DW10 IV 5DS10 IV					CBC, BC
	D1	10:00AM	5DW10 IV 5DS10 IV	DEXA CMDA RMTO3A HOZ 6T #3 P.O	10mg 300mg 1A	IV IV IV	
		11:00AM	(mg of Gemcitabine in NS 100ml IV(30min)				
		12:00PM	( )mg Carboplatin + NS 250mL IV 30min				
		13:00PM	MCPA 1A(prn) FSMA 1A IV				
	H		5DW10, 5DS10 IV	RMT01 MCPA	1T 1A	 IV(prn)	CBC, BC
	D8	10:00AM	5DW10 IV 5DS10 IV	DEXA CMDA RMTO3A HOZ 6T #3 P.O	10mg 300mg 1A	IV IV IV	
		11:00AM	( )mg of Gemcitabine in NS 100ml IV(30min)				
		12:00MD		MCPA	1A	IV	

Carboplatin : AUC 4 or 5 on day 1(D1) = mg/m^2

Gemcitabine : (C-GEMV or C-GEM2: mg/m^2) on day1(D1) and 8(D8) = mg/m^2

21 days interval

total 6 cycles

| 참고문헌 |

1. J. Pfisterer, et al. Combination therapy with gemcitabine and carboplatin in recurrent ovarian cancer. Int J Gynecol Cancer 2005; 15 (Suppl. 1): 36-41
2. MF. Kose, et al. A phase II study of gemcitabine plus carboplatin in platinum-sensitive, recurrent ovarian carcinoma. Gynecol Oncol 2005; 96: 374-380

12. IP: Paclitaxel(dayl, IV)-Cisplatin(day2, IP)-Paclitaxel(day 8, IP)

Name :　　　　(age :　)　　　　등록번호 :

진단명 :

Date	Day	Time	chemotherapy drug	other drug	Lab
	H	17:00PM	Prehydration		CBC, BC tumor marker
	D1	09:30AM		LZPA 1mg IV H-DXA 10mg IV RMT03A 1A IV, Emend 125mg PO	
		10:00AM	(　　)mg Paclitaxel (135mg/m^2)+NS500ml IV(3hrs)		
	D2	09:30AM		LZPA 1mg IV H-DXA 10mg IV RMT03A 1A IV, Emend 125mg PO	
		10:00AM	5DS10 IV(within 30min)	FSMA 40mg	
		10:30AM	20% mannitol 100cc IV(within 15min)		
		11:00AM	(　　)mg Cisplatin + warm NS 2L IP (rapid infuse 300cc, then infuse 2hr)		
		13:00PM	NS 1000cc+KCLP 20mEq+10MgSO4 IV	FSMA 1A IV H-DXA 1A(5mg) IV(prn)	
	D3	09:00AM	Emend 80mg po, H-DX 4mg(or 8T #2) po		CBC, BC
OPD	D4		Emend 80mg po, H-DX 4mg(or 8T #2) po		
	4,5		H-DX 4mg(or 8T #2) po		
	6,7		H-DX 2mg(or 4T #2) po		
	H7	17:00PM	Prehydration		CBC, BC
	D8	09:30AM		LZPA 1mg IV H-DXA 10mg IV RMT03A 1A IV, Emend 125mg PO	
		10:00AM	(　　)mg Paclitaxel + warm NS 2L IP (rapid infuse 300cc, then infuse 2hr)		
		12:00PM	NS 1,000cc IV+FSMA 1A IV(prn),	H-DXA 1A(5mg) IV(prn)	
	H9		Hydration and discharge		CBC, BC

Cisplatin : 100 mg/m^2 = mg/m^2

Paclitaxel : 60 mg/m^2 = mg/m^2

21 days interval, total 6 cycles

| 참고문헌 |

1. Armstrong DK., et al.: Gynecologic Oncology Group. Intraperitoneal cisplatin and paclitaxel in ovarian cancer. NEJM, 2006; 354: 34-43

Catholic University of Korea 임상진료지침

04

Obstetrics & Gynecology

Germ cell Ovarian cancer chemotherapy protocol

NCCN Guideline 2011

1. BEP(Bleomycin-Etoposide-Cisplatin)
2. EP(Etoposide-Cisplatin)
3. VAC(Vincristine + Actinomycin D + Cyclophophamide)
4. EC(Etoposide- Carboplatin)

■ NCCN Guideline : Treatment of malignant germ cell tumor

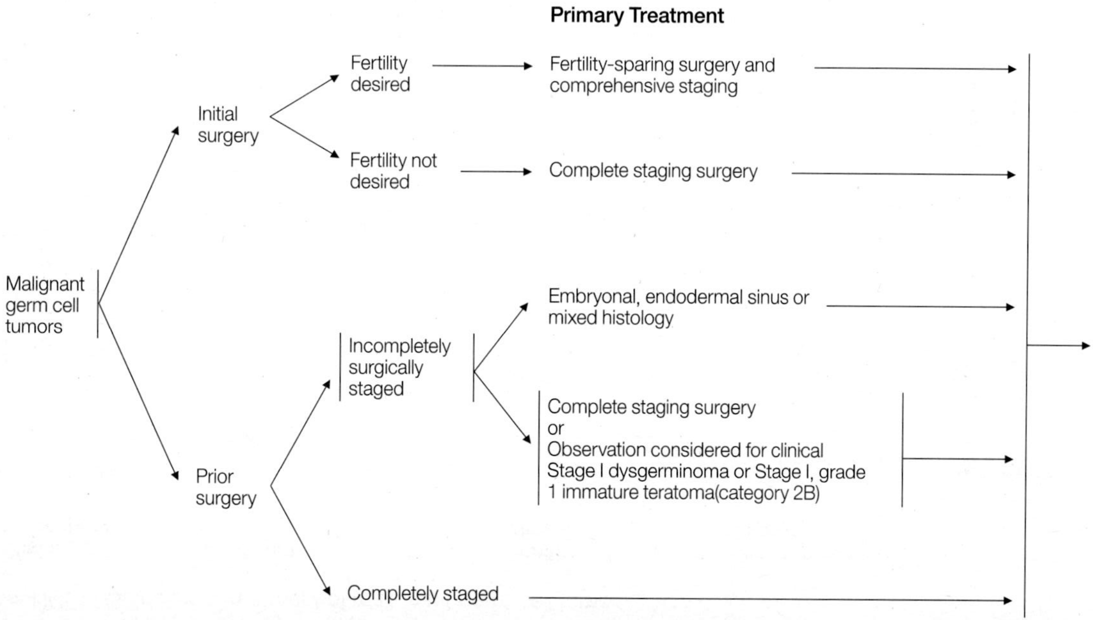

■ NCCN Guideline : Treatment of malignant germ cell tumor

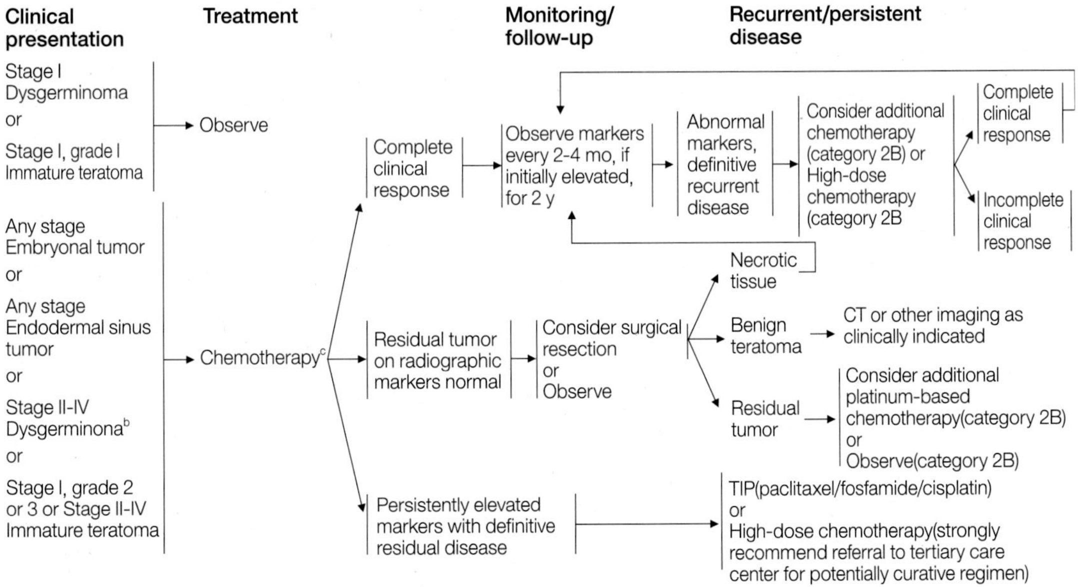

[b] For select patients with Stage IB-III dysgerminoma for whom minimizing toxicity is critical, three courses of etoposied/carboplatin can be used(three courses of carboplatin 400 mg/m^2 on day 1 plus etoposide 120 mg/m^2 on days 1, 2, and 3 every 4 weeks).

[c] BEP(Bleomycin, 30 units per week, Etoposide, 100 mg/m^2/d daily for days 1-5, Cisplatin 20 mg/m^2 daily for days 1-5) for 3-4 cycles(category 2B for 3 versus 4 cycles). Recommend pulmonary function tests if considering bleomycin.

1. BEP(Bleomycin-Etoposide-Cisplatin)

Name :   (age:)   등록번호:

진단명:

Date	Day	Time	chemotherapy drug	other drug	Lab
(1st week)	H	17:00PM	5DW10 IV	Chest PA, 5DS10 IV	
					CBC, BC
					PFT (each other cycle)
	D1	00:00AM	NS 1L + KCL20mEq IV(within 6hrs)		
		08:00AM	25M1 100ml IV(within 15min)	RMT03A 1A IV H-DXA10mgIV CMDA300mgIV HOZ 6T #3PO	
		08:15AM	C-CPTV( )mg + NS10 + KCL20mmol(over 6hrs) C-VPA( )mg + NS5(within 1hr)		
		02:15PM	NS30+KCL60mEq + MgSO4 30mmol	H-DXA10mg IV	
	D2	08:00AM	25M1 100ml IV (within 15min)	RMT03A 1A IV H-DXA10mgIV CMDA300mgIV HOZ 6T #3PO	
		08:15AM	C-CPTV( )mg + NS10 + KCL20mmol IV(over 6hrs) C-VPA( )mg + NS5 IV (within 1hr)		
		02:15PM	vNS10 + KCL20mmol + MgSO4 10mmol IV	H-DXA10mg IV	
		04:00PM	C-BLMA( )mg mix with NS 100cc (within 30min) NS 3L+KCL 60mmol + MgSO4 30mmol IV		

D3	08:00AM	25M1 100ml IV(within 15min)	RMT03A 1A IV H-DXA10mgIV CMDA300mgIV HOZ 6T #3PO
	08:15AM	C-CPTV( )mg + NS10 + KCL20mmol(over 6hrs) C-VPA( )mg + NS5(within 1hr)	
	02:15PM	NS30+KCL60mEq + MgSO4 30mmol	H-DXA10mg IV
D4~D5 same as D3			
D6	06:00AM	NS10 + KCL20mmol + MgSO4 10mmol(within 6hrs)	FSMA40mg IV, RMT01 1T
D7		5DW10 IV 5D/S10 IV	CBC, BC
D8 (2nd week)		C-BLMA( )mg mix with NS 100cc(within 30min)	H-SCV 200mg IV
D15 (3rd week)		H-SCV 200mg IV C-BLMA( )mg mix with NS 100cc(within 30min)	CBC, BC

Cisplatin(C-CPTV) : 20 mg/ m^2 = mg/m^2

Bleomycin(C-BLMA) : 15 mg/ m^2 = mg/m^2

Etoposide(C-VPA) : 100 mg/ m^2 = mg/m^2

21days interval with 3 cycles : stage Ib, Ic

4 cycles : surgical staging not performed,

evidence of relapse(+)

4~6cycles : metastatic disease

| 참고문헌 |

1. JS Berek, NF Hacker, practical gynecologic oncology, 4th Edition, pp 518-519

2. Gershenson DM, Morris M, Cangir A, Kavanagh JJ, Stringer CA, Edwards CL et al. Treatment of malignant germ cell tumors of the ovary with bleomycin, etoposide and cisplatin. J Clin Oncol 1990; 8: 715-720

3. Brewer M, Gershenson DM, Herzog CE, Mitchell MF, Silva EG, Wharton JT., et al. Outcome and reproductive function after chemotherapy for ovarian dysgerminoma. J Clin Oncol 1999; 17: 2670-5

4. G. Varuni Kondagunta and Robert J. Motzer, et al. Chemotherapy for Advanced Germ Cell Tumors. J Clin Oncol 24: 5493-5502

5. VCG. Tjan-Heijnen, GON. Oosterhoft, R. de Wit, PHM. De Mulder, et al. Treatment in germ cell tumours: state of the art. Eur J Surg Oncol 1997; 23: 110-122

5. Meletios A. Dimopoulos, Christos Papadimitriou, Georgios Hamilos et al. Treatment of ovarian germ cell tumors with a 3-day bleomycin, etoposide, and cisplatin regimen: a prospective multicenter study. Gynecol Oncol 2004; 94: 695-700

2. EP(Etoposide-Cisplatin)

Name :　　　　(age :　)　　　　등록번호:

진단명 :

Date	Day	Time	chemotherapy drug	other drug	Lab
	H	17:00PM	5DW10 IV		CBC, BC, marker
			5DS 10 IV	chest x-ray, EKG	
	D1	09:00AM	NS10 IV mix with		
			20mEq KCLA + 8mEq MGSO4 for 4 hours		
		11:00AM		LZPA 1mg IV	
				H-DXA 10mg IV	
		11:30AM		FSMA 20mg IV	
		11:45AM	25% mannitol 100cc IV within 15mins		
		12:00PM	(　　)mg Cisplatin + NS 100ml IV (30min)		
				RMT03A 1A IV	
		13:00PM	(　　)mg VP16 + NS 500ml IV		
			(2hr continuous infusion)		
		15:00PM	NS10 IV mix with 20mEq KCLA		
			+ 8mEq MGSO4 for 4 hours		
	D2	11:00AM		H-DXA 10mg IV	
		12:00PM	(　　)mg VP16 + NS 500ml IV		
			(2hr continous infusion)		
	D3~5 Same as D2				
	H6	0:00AM	5DW10 IV		CBC, BC
			5DS10 IV		

Cisplatin : 100 mg/m^2 =　　mg/m^2

VP16(Etoposide) : 100 mg/m^2 =　　mg/m^2

21 days interval

|참고문헌|

1. JS Berek, NF Hacker, practical gynecologic oncology, 4th Edition, p519
2. Etoposide and cisplatin adjuvant therapy for patients with pathologic stage II germ cell tumors. J Clin Oncol, 1995; 13(11): 2700-2704

3. VAC(Vincristine + Actinomycin D + Cyclophophamide)

Name : (age :) 등록번호 :

진단명 :

Date	Day	Time	chemotherapy drug	other drug	Lab
	H	17:00PM	5DW10 IV 5DS 10 IV		CBC, BC, marker chest x-ray, EKG
	D1		5DW10, 5DS10 IV hydration	MGOH 4T #2	
		11:00AM		LZPA 1mg IV H-DXA 10mg IV MT03A 1A IV(prn)	
		11:30AM	( )mg Vincristine + NS 100ml IV(30min)		
		12:00PM	( )mg Actinomycin D + NS 100ml IV(30min)		
		12:30PM	( )mg Mesna + 5DW50ml IV(side, continuous IV) ( )mg Cyclophosphamide + NS 500ml IV(2hrs)		
		14:00PM		FSMA 20mg IV MCPA 1A IV(prn)	
		15:00PM	NS10 IV + 20mEqKCL + 8mEq MaSO4 for 4hrs		
		17:30PM	( )mg Mesna + 5DW50ml IV(side, continuous IV)		
	D2-6		5DW10, 5DS10 IV hydration	CBC F/U every other day	
		11:00AM	LZPA 1mg IV H-DXA 10mg IV RMT 1T PO(prn)		
		11:30AM	( )mg Actinomycin D + NS 100ml IV(30min)		
		12:00PM	( )mg Mesna + 5DW50ml IV (side, continuous IV) ( )mg Cyclophosphamide + NS 500ml IV(2hrs)		
		14:00PM		FSMA 20mg IV MCPA 1A IV(prn)	
		15:00PM	NS10 IV + 20mEqKCL + 8mEq MaSO4 for 4hrs		
		17:30PM	( )mg Mesna + 5DW50ml IV(side, continuous IV)		
	H7	0:00AM	5DW10 IV, 5DS 10 IV		CBC, BC

Vincristine(C-VCRV) : 1~1.5 mg/m^2 = mg/m^2

Actinomycin D(C-ACDV) : 0.5 mg/m^2 = mg/m^2

Cyclophophamide(C-CPV) : 150 mg/m^2 = mg/m^2

Mesna : cyclophaophamide × 0.2

28 days interval

| 참고문헌 |

1. JS Berek, NF Hacker, practical gynecologic oncology, 4th Edition, p519
2. Williams SD., et al. Chemotherapy of advanced ovarian dysgerminoma: trials of the Gynecologic Oncologic group. J Clin Oncol 1991; 9: 1950-1955
3. LC Wong., et al. Primary treatment with vincristine, dactinomycin, and cyclophosphamide in non-dysgerminoma germ cell tumor of the ovary. Gynecol Oncol 1989; 34: 155-158

4. EC(Etoposide- Carboplatin)

Name : (age :) 등록번호 :

진단명 :

Date	Day	Time	chemotherapy drug	other drug	Lab
	H	17:00PM	5DW10 IV 5DS10 IV		CBC, BC, maker chest x-ray, EKG
	D1	11:00AM	5DW10 IV 5DS10 IV	LZPA 1mg IV DEXA 10mg IV RMT03A 1A IV	
		11:30AM	( )mg Carboplatin + NS 500ml IV (over 30min)		
		12:00MD	( )mg VP16 + NS 500ml IV (2hr continuous infusion)		
				MCPA IA IV (prn)	
	D2	11:00AM		H-DXA 10mg IV	
		12:00PM	( )mg VP16 + NS 500ml IV (2hr continuous infusion)		
	D3~5 Same as D2				
	H6	12:00AM	5DW10 IV 5DS10 IV		CBC, BC

Carboplatin : (AUC 4-6) = mg/m^2

VP16(Etoposide) : 120 mg/m^2/day = mg/m^2

21 days interval

| 참고문헌 |

1. Adjuvant therapy of completely resected dysgerminoma with carboplatin and etoposide: a trial of the Gynecologic Oncology Group. Gynecol Oncol 2004; 95: 496-499
2. Prospective Study of Carboplatin-Based Chemotherapy for Pediatric Germ Cell Tumors. Med Pediatr Oncol 2002; 39: 163-167
3. The United Kingdom Children's Cancer Study Group's Second Germ Cell Tumor Study: Carboplatin, Etoposide, and Bleomycin Are Effective Treatment for Children With Malignant Extracranial Germ Cell Tumors, With Acceptable Toxicity. J Clin Oncol 2000; 18(22): 3809-18

Catholic University of Korea 임상진료지침

05

Obstetrics & Gynecology

Gestational trophoblatic Tumor chemotherapy protocol

1. Single MTX(GTT- Low risk)
2. Single Actinomycin D(GTT- Low risk)
3. EMA-EP(GTT- High risk)
4. EMA-CO(GTT- High risk)

1. Single MTX(GTT-Low Risk)

Name :   (age :   )   등록번호 :

진단명 :

Date	Day	Time	chemotherapy drug	other drug	Lab
	H	10:00AM	5DW10 IV 5DS10 IV		CBC, BC β-hCG
	D1	10:00AM 11:00AM	Hydration 2000cc ( )mg MTX IM	MCPA 1A IV (prn)	
	D2	10:00AM 11:00AM	Hydration 2000cc ( )mg Folinic acid(FNA) IM	MCPA 1A IV(prn)	CBC, BC
	D3	10:00AM 11:00AM	Hydration 2000cc ( )mg MTX IM	MCPA 1A IV (prn)	
	D4	10:00AM 11:00AM	Hydration 2000cc ( )mg Folinic acid(FNA) IM	MCPA 1A IV(prn)	CBC, BC
	D5	10:00AM 11:00AM	Hydration 2000cc ( )mg MTX IM	MCPA 1A IV (prn)	
	D6	10:00 AM 11:00AM	Hydration 2000cc ( )mg Folinic acid(FNA) IM	CBC, BC MCPA 1A IV(prn)	
	D7	10:00 AM 11:00AM	Hydration 2000cc ( )mg MTX IM	MCPA 1A IV (prn)	
	D8	10:00AM 11:00AM	Hydration 2000cc ( )mg Folinic acid(FNA) IM	CBC, BC MCPA 1A IV(prn)	
	H9	10:00 AM	5DW10 IV 5DS 10 IV		

MTX : 1 mg/kg   = mg/m^2

Leukovorin: 0.1 mg/kg = mg/m^2

| 참고문헌 |

1. JS Berek, NF Hacker, practical gynecologic oncology, 4th Edition, p620
2. Relapse rate of patients with low-risk gestational trophoblastic tumor initially treated with single-agent chemotherapy. Gynecol Oncol. 2005; 96(3): 616-20

2. Single Actinomycin D(GTT-Low Risk)

Name :　　　　(age :　)　　　　등록번호 :

진단명 :

Date	Day	Time	chemotherapy drug	other drug	Lab
	H	10:00AM	5DW10 IV 5DS10 IV		CBC, BC β-hCG
	D1	10:00AM 11:00AM	Hydration 2,000cc (　)mg Actinomycin D + NS 100cc(30min)	MCPA 1A IV(prn)	
	D2-6		Same as D1	Lab F/U every other day	
	D7	10:00 AM	5DW10 IV 5DS 10 IV		

Actinomycin D : 1.25 mg/m^2 =　　mg/m^2

14 days interval

| 참고문헌 |

1. JS Berek, NF Hacker, practical gynecologic oncology, 4th Edition, p620
2. Relapse rate of patients with low-risk gestational trophoblastic tumor initially treated with single-agent chemotherapy. Gynecol Oncol. 2005; 96(3): 616-20

3. EMA(Etoposide-MTX-Actinomycin D)-EP

Name :　　　(age :　)　　　등록번호 :

진단명 :

Date	Day	Time	chemotherapy drug	other drug	Lab
	H	17:00PM	5DW10 IV 5DS10 IV		CBC, BC, EKG chest X-ray, β-hCG
	D1	10:30AM		H-DXA 10mg IV Antihistamine H2 blocker	
		11:00AM	Etoposide (　) mg(100mg/ m2) + NS 200ml IV (over 30min) Dactinomycin 0.5mg IV		
		12:00MD	Methoxtrexate (　) (100mg/ m2)mg IV push Methoxtrexate (　) (200mg/ m2)mg + NS5 IV (over 12hrs) If brain metastasis (+) : 1g/m2 + NS5 IV (over 12hrs)		
	D2	10:30AM		H-DXA 10mg IV Antihistamine H2 blocker	
		11:00AM	Etoposide (　)mg(100mg/ m2) + NS 200ml IV (over 30min) Dactinomycin 0.5mg IV		
		12:00MD	Folinic acid 15mg(30mg)	IM	
		12:00MN	Folinic acid 15mg(30mg)	IM	
	H7	5DW10 IV 5DS10 IV			CBC, BC

D8	10:30AM		H-DXA 10mg IV Antihistamine H2 blocker
	11:00AM	Etoposide ( ) mg(100mg/m2) + NS200ml IV (over 30min)	
	11:30 AM	NS10 + KCl 20mEq + MgSO4 8mEq (over 4hrs)	
	12:30 PM		FSMA 20mg IV
	12:45 PM	25% mannitol 100cc IV (over 15 mins)	
	13:00 PM	Cisplatin ( )mg (60-80mg/ m2) + NS5 (over 4hrs)	
	14:30 PM		FSMA 20mg IV, MCPA 1A IV (prn)
	15:30 PM	NS10 + KCl 20mEq + MgSO4 8mEq (over 4hrs)	
D9	6:00 AM	5DW10 IV 5DS10 IV	CBC, BC

1. Folinic acid는 MTX 치료 시작 후 24시간 후 시작 하도록 함.
   만약 brain metastasis로 high dose 사용 시 15 mg 대신 30 mg 사용.
   12시간 간격으로 4 dose 사용(같은 용량의 oral 제재 사용도 가능)
2. Methotrexate
   1) 100 mg/m^2 IV push
   2) 200 mg/m^2 IV over 12hrs
   3) If. Brain meta(+) → 100 mg/ m^2 push후 1 mg/m^{2}로 12 시간
3. Folinc acid : 15 mg 12시간 간격, 4 dose, IM, PO
   (MTX high dose 사용 시 30 mg을 사용)

4. EMA-CO(GTT-High Risk)

Name : (age :) 등록번호 :

진단명 :

Date	Day	Time	chemotherapy drug	other drug	Lab
	H	17:00PM	5DS10 IV 5DW10 IV		CBC, BC, EKG Chest x-ray, β-hCG
	D1	11:00AM	( ) mg VP16 + NS 200ml IV (over 30min) Dactinomycin 0.5mg IV		
		12:00MD	MTX ( ) (100mg/ m2)mg + NS 100cc IV (push) MTX ( ) (200mg/ m2)mg + NS 1L IV (over 12hrs)		
	D2	11:00AM	( )mg VP 16 + NS 200ml IV (over 30min) Dactinomycin 0.5mg IV		
		12:00MD	FNA 1.5A 15mg IM		
		12:00MN	FNA 1.5A 15mg IM		
	D3	12:00MD	FNA 1.5A 15mg IM		CBC, BC
		12:00MN	FNA 1.5A 15mg IM		
	4, 5, 6 & 7 day		no medication		
	D8	09:00AM	( )mg Vincristine iv (push) ( )mg Cyclophosphamide + NS 500mg (for 2hr)		

MTX : 100 mg/m^2 = mg/m^2 Folinic acid(FNA) 15 mg IM

VP16 : 100 mg/m^2 = mg/m^2 Actinomycin D 0.5 mg IV

Vincristine : 1.0 mg/m^2 = mg/m^2

Cyclophosphamide : 600 mg/m^2 = mg/m^2

1(15) day : Etoposide, Actinomycin D, MTX

2(16) day : Etoposide, Actinomycin D,

Folinic adid : MTX 주입 후 24시간 뒤부터 시작하여 총 4회 투여함.

8(22) day : Cyclophosphamide, Vincristine

14 days interval

|참고문헌|

1. Treatment of high-risk gestational trophoblastic neoplasia with etoposide, methotrexate, actinomycin D, cyclophosphamide, and vincristine chemotherapy. Gynecol Oncol 2003; 91: 552-557
2. JS Berek, NF Hacker, practical gynecologic oncology, 4th Edition, p62

INDEX

INDEX

[국문]

ㄱ

ㄴ

ㄷ

ㄹ

ㅁ

ㅂ

ㅅ

ㅇ

ㅈ

[영문]

A

B

C

E

G

H

I

L

M

Q

S

T

U

V